Violet Flowers

Sichtbar jünger durch Gesichtsyoga

Natürliches Facelifting mit Faceyoga und Akupressur

ersa Verlag

Sichtbar jünger durch Gesichtsyoga

Natürliches Facelifting mit Faceyoga und Akupressur

Violet Flowers

1.Auflage 2023
ersa Verlag
www.ersa-verlag.de
ISBN 978-3-948732-16-5

Printed in Germany

ersa Verlag UG (haftungsbeschränkt)
Gagzow, Dorfstr.15,
23974 Krusenhagen/Germany

Inhaltsverzeichnis

Gesichtsyoga
Die natürliche Art der Gesichtsverjüngung

Gesichtsyoga ist eine aufstrebende Wellness-Praxis, die körperliche Übungen und Techniken einsetzt, um das Gesicht zu straffen und zu entspannen. Diese natürliche Methode zur Gesichtsverjüngung wird immer beliebter, da sie eine kostengünstige und nicht-invasive Alternative zu traditionellen Anti-Aging-Behandlungen wie Botox oder Faceliftings darstellt.

Das Gesichtsyoga hat seinen Ursprung bei Fumiko Takatsu, einer Japanerin und Begründerin der „Face Yoga Method". Nach einem schweren Autounfall erlitt sie körperliche Verletzungen und hatte ein asymmetrisches Gesicht. Da sie durch gezieltes Muskeltraining ihren Körper wieder in Form bringen konnte, kam ihr die Idee, dasselbe auch mit ihrem Gesicht zu erreichen. So entstand das Gesichtsyoga. Durch spezielle Übungen für das Gesicht konnte sie ein jüngeres, strafferes und ausgeglicheneres Aussehen erzielen. Um ihr Wissen über Gesichtsyoga zu teilen, schreibt sie Bücher, tritt in TV-Sendungen auf und veranstaltet Workshops und Events.

Was ist Gesichtsyoga?

Stellen Sie sich das Gesichtsyoga als eine symphonische Performance vor, in der Sie der Dirigent und Ihre Gesichtsmuskeln das Orchester sind. Genau wie der

Körper, so beherbergt auch das Gesicht eine beeindruckende Sammlung von Muskeln, die sich im Laufe der Zeit entweder lockern oder verhärten können. Mit Gesichtsyoga werden diese Muskeln gestärkt und gestrafft, wodurch sich Falten verringern können und Sie ein jugendlicheres Aussehen bekommen. Das Repertoire des Gesichtsyogas ist so vielfältig wie Ihre Muskulatur, Ziel ist es, die Durchblutung anzukurbeln und Verspannungen abzubauen. Die einzelnen Übungen können Sie in Ihre tägliche Routine einbeziehen und so kontinuierlich ihrem Aussehen frischen Glow verleihen!

Die Vorteile von Gesichtsyoga

Die Praxis bietet eine Vielzahl von Vorteilen. Einige der häufigsten sind:

Verbesserung der Hautstruktur und -elastizität
Durch die Stimulation der Muskeln und der Durchblutung des Gesichts kann Gesichtsyoga dazu beitragen, die Elastizität der Haut zu verbessern und ihre Textur zu glätten.

Reduzierung von Falten und feinen Linien
Gesichtsyoga kann dazu beitragen, die Tiefe von Falten und feinen Linien zu reduzieren, indem es die Muskeln stärkt und strafft, die diese Falten verursachen.

Verbesserung der Durchblutung
Die Übungen können dazu beitragen, die Durchblutung im Gesicht zu verbessern, was zu einem helleren, gesünderen Teint führen kann.

Entspannung und Stressabbau
Wie das traditionelle Yoga kann auch Gesichtsyoga dazu beitragen, Stress und Anspannung abzubauen, die sich oft in unseren Gesichtern zeigen.

Wie man Gesichtsyoga praktiziert

Die Praxis des Gesichtsyogas ist relativ einfach und kann fast überall durchgeführt werden. Sie erfordert keine spezielle Ausrüstung oder spezielle Kleidung. Alles, was benötigt wird, sind ein paar Minuten pro Tag und eine Bereitschaft, sich auf die Übungen zu konzentrieren. Dieses Buch wartet mit zahlreichen Übungen auf, die Sie bequem und unkompliziert überall praktizieren können. Die Resultate werden schon bald sichtbar sein und Sie in neuem jugendlicheren Glanz erstrahlen lassen.

Face-Yoga verspricht nicht nur eine entspannte Gesichtsmuskulatur, sondern auch ein ebenmäßiges Hautbild, verbesserte Symmetrie und zahlreiche weitere Vorteile. Es wird sogar behauptet, dass es die Haltung verbessern kann. Kein Wunder also, dass prominente Persönlichkeiten wie Gwyneth Paltrow (48), Jennifer Aniston (52) und Herzogin Meghan (39) seit Jahren auf diese Methode schwören - und die Ergebnisse sind durchaus beeindruckend. Face-Yoga basiert auf der Idee, dass die Gesichtsmuskeln wie jeder andere Muskel trainiert werden können. Durch gezielte Übungen und Bewegungen werden diese Muskeln gestärkt, was zu einem strafferen und definierteren Erscheinungsbild führen soll. Ähnlich wie beim traditionellen Yoga geht es beim Face-Yoga auch um Entspannung und das Bewusstsein für den eigenen Körper. Eines der Hauptversprechen von Face-Yoga ist jedoch die Vorbeugung und Reduktion von Falten. Indem man regelmäßig bestimmte Gesichtsmuskeln trainiert, sollen Spannungen und Verspannungen reduziert werden, was wiederum die Bildung von Falten verringern kann. Darüber hinaus verbessert Face-Yoga die Durchblutung der Haut und regt die Produktion von Kollagen und Elastin an - zwei wichtige Proteine, die für die Festigkeit und Elastizität der Haut verantwortlich sind. Dies kann dazu beitragen, das Auftreten von feinen Linien und Falten zu reduzieren und der Haut ein jugendlicheres Aussehen zu verleihen.

Neben der Faltenprävention hat Gesichts-Yoga auch positive Auswirkungen auf andere Hautprobleme. Es wird behauptet, dass regelmäßiges Training der Gesichtsmuskulatur das Erscheinungsbild von Pigmentflecken, Akne-Narben und sogar eines Doppelkinns verbessern kann. Durch gezielte Übungen sollen die Muskeln gestrafft und die Haut gestärkt werden, was zu einer glatteren und ebenmäßigeren Textur führen kann. Die verschiedenen Übungen stimulieren den Lymphfluss und unterstützen den Körper dabei, überschüssige Lymphflüssigkeit effizient abzutransportieren. Dies kann dazu beitragen, das Gesicht schlanker und weniger aufgebläht erscheinen zu lassen und zudem das Immunsystem stärken. Sogenannte „Problemzonen" im Gesicht, wie beispielsweise ein Doppelkinn, geschwollene Augen oder eine dicke Nase, sind oft auf eine Ansammlung von Lymphflüssigkeit zurückzuführen - ein Unterschied kann oft schon nach einer einzigen Face-Yoga-Sitzung sichtbar und spürbar sein.

Kontinuität ist ein entscheidender Faktor beim Yoga für das Gesicht: Es ist effektiver, jeden Tag für fünf bis zehn Minuten zu trainieren, als einmal pro Woche eine Stunde. Bevor Sie beginnen, sollten Ihr Gesicht gereinigt und mit Gesichtscreme oder -öl hydratisiert und Ihre Hände gewaschen sein. Während des gesamten Trainings ist es wichtig, eine aufrechte Körperhaltung einzunehmen und die Schultern entspannt zu halten. Es ist empfehlenswert, vor einem Spiegel zu stehen, um die genauen Bewegungen zu überwachen.

Ein weiterer Aspekt, der oft übersehen wird, ist die Verbesserung der Haltung durch Face-Yoga. Indem man sich bewusst auf die Gesichtsmuskulatur konzentriert und gezielte Übungen ausführt, wird auch die Muskulatur im Nacken- und Schulterbereich gestärkt. Dies kann dazu beitragen, Verspannungen in diesem Bereich zu lösen und die Haltung insgesamt zu verbessern.

Wissenschaft und Forschung hinter Gesichtsyoga

Gesichtsyoga basiert nicht nur auf Jahrhunderten traditioneller Praktiken, sondern wird auch durch modernste wissenschaftliche Forschung untermauert. Die wissenschaftliche Gemeinschaft hat mehrere Studien durchgeführt, um die Wirkung von Faceyoga auf verschiedene Aspekte der Gesichtsästhetik und -gesundheit zu verstehen.

Einer der wichtigsten Aspekte, die die Wissenschaft hervorhebt, ist die Tatsache, dass unser Gesicht über 40 Muskeln enthält. Wie andere Muskeln in unserem Körper können auch diese trainiert und gestärkt werden, um ihre Festigkeit und Elastizität zu verbessern. Durch gezielte Übungen kann Gesichtsyoga dazu beitragen, diese Muskeln zu tonisieren und zu straffen, was zu einer Verbesserung des Hautbildes und einer Verringerung der Anzeichen von Hautalterung führt.

Eine Studie, die 2018 in JAMA Dermatology veröffentlicht wurde, fand heraus, dass ein 20-wöchiges Programm von Gesichtsyoga-Übungen das Aussehen der Gesichtshaut verbessern und die wahrgenommene Alterung verringern kann. Die Teilnehmer der Studie, Frauen im Alter von 40 bis 65 Jahren, berichteten über Verbesserungen in Bezug auf Fülle und Festigkeit ihrer Gesichtshaut. Durch ein regelmäßiges 30-minütiges Training der Gesichtsmuskeln, entweder täglich oder jeden zweiten Tag, konnten die Teilnehmerinnen nach etwa 20 Wochen eine sichtbare Verjüngung ihrer Gesichtszüge feststellen, was darauf hinweist, dass Gesichtsyoga eine effektive Methode zur Bekämpfung der Zeichen der Hautalterung sein kann. Obwohl es bisher noch keine umfassenden wissenschaftlichen Studien gibt, die die Anti-Aging-Wirkung ausreichend belegen, ist diese bahnbrechende Untersuchung ein erster Schritt in die richtige Richtung. Die Resultate sprechen für sich und geben uns allen Grund zur Hoffnung. Wer weiß, welche weiteren Geheimnisse und positiven Effekte das Gesichtsyoga noch bereithält? Die Zukunft bleibt spannend und voller Möglichkeiten!

Darüber hinaus hat Gesichtsyoga positive Auswirkungen auf die psychische Gesundheit. Wie andere Formen des Yogas kann auch Gesichtsyoga dabei helfen, Stress und Ängste gekonnt über Bord zu werfen. Einige Studien deuten darauf hin, dass Gesichtsyoga sogar dazu beitragen kann, Symptome von Zuständen wie Trigeminusneuralgie und temporomandibulären Gelenkstörungen zu lindern.

Zusammenfassend lässt sich sagen, dass die Wissenschaft und Forschung zeigt, dass diese Praxis eine effektive, natürliche und nicht-invasive Methode zur Verbesserung der Gesichtsästhetik und -gesundheit ist.

Die verschiedenen Arten des Gesichtsyogas

Stellen Sie sich Gesichtsyoga als ein vielseitiges Buffet vor, bei dem sich alles um die Gesundheit und Ästhetik Ihres Gesichts dreht. Jede Übung und Technik ist wie ein köstliches Gericht, das speziell entwickelt wurde, um einen bestimmten Aspekt Ihres Gesichts zu verbessern. Im Allgemeinen können wir diesen Schmaus in vier Hauptgänge unterteilen: die tonisierenden Übungen, die entspannenden Übungen, Atemtechniken und Akupressur-Techniken. Jede Kategorie hat ihren eigenen besonderen Reiz und bringt unterschiedliche Vorteile für Ihr Gesicht. Ähnlich wie an einem Buffet, sollten Sie diese verschiedenen Techniken miteinander kombinieren. Ein gut ausbalanciertes Faceyoga-Programm wird in der Regel eine Kombination aus diesen verschiedenen Arten von Übungen beinhalten, um eine ganzheitliche Verbesserung des Gesichtsaussehens und des Wohlbefindens zu fördern.

Tonisierende Übungen

Die tonisierenden Übungen konzentrieren sich auf die Stärkung und Straffung der Gesichtsmuskulatur. Sie sind darauf ausgelegt, die Muskeln zu aktivieren, die im Laufe der Zeit durch Alter und Schwerkraft abgebaut werden können. Diese Übungen umfassen verschiedene Formen von Mimik und Muskelkontraktionen, die darauf abzielen, die Gesichtsmuskulatur zu stärken und zu straffen.

Entspannende Übungen

Entspannende Übungen zielen darauf ab, Verspannungen in den Gesichtsmuskeln zu lösen. Durch die Reduzierung von Stress und Anspannung im Gesicht können diese Übungen dazu beitragen, die Bildung von feinen Linien und Falten zu verhindern und gleichzeitig ein Gefühl der Ruhe und Entspannung zu fördern.

Atemtechniken

Atemtechniken spielen eine wesentliche Rolle im Gesichtsyoga. Sie sind darauf ausgerichtet, den Sauerstofffluss in die Gesichtsmuskulatur zu erhöhen, was die Zellregeneration und die Gesundheit der Haut fördert. Darüber hinaus können Atemtechniken dazu beitragen, Stress und Angst abzubauen, was zu einer allgemeinen Verbesserung des Wohlbefindens führt.

Akupressur-Techniken

Akupressur-Techniken basieren auf den Prinzipien der traditionellen chinesischen Medizin und konzentrieren sich auf bestimmte Druckpunkte im Gesicht. Durch sanfte Massage und Druck auf diese Punkte können Akupressur-Techniken dazu beitragen, den Energiefluss im Körper zu regulieren und das allgemeine Wohlbefinden zu verbessern.

Es ist wichtig zu beachten, dass, obwohl diese Kategorien unterschiedliche Schwerpunkte haben, sie alle auf das gemeinsame Ziel von Gesichtsyoga abzielen: die Verbesserung der Gesichtsästhetik und -gesundheit.

Was Gesichtsyoga bewirken kann

Schönere Augen, vollere Lippen, straffere Haut, klare Gesichtskonturen, hohe Wangenknochen

Gesichtsyoga ist nicht nur der Jungbrunnen Ihrer Haut, es ist auch ein Werkzeugkasten voller Übungen, die auf jeden Winkel und jede Linie Ihres Gesichts abzielen. Indem Sie Ihre Gesichtsmuskeln gezielt ansteuern und stärken, wird Gesichtsyoga zu einem persönlichen Fitnessstudio für Ihr Gesicht, das Ihre Ästhetik verbessert und formt, weit über das Ziel einer jüngeren Haut hinaus. Es ist, als ob Sie ein Bildhauer wären, der sein eigenes Porträt gestaltet - mit jeder Übung wird Ihre Skulptur ein wenig mehr verfeinert und verbessert.

Schönere Augen

Mit der Zeit können sich um unsere Augen herum feine Linien und Falten bilden. Faceyoga-Übungen können dazu beitragen, diese Bereiche zu stärken und zu straffen, wodurch die Augen größer und wacher erscheinen. Übungen, die den *Orbicularis oculi*, den Muskel, der das Augenlid umgibt, stärken; können dazu beitragen, die Haut um die Augen zu straffen und das Erscheinungsbild von Krähenfüßen und Unterlidtaschen zu verringern.

Vollere Lippen

Übungen, die sich auf die Muskeln um den Mund konzentrieren, können dazu beitragen, vollere und definierte Lippen zu schaffen. Durch das Training des *Orbicularis oris*, des Muskels, der für die Bewegung unserer Lippen verantwortlich ist, kann Gesichtsyoga die Durchblutung in diesem Bereich verbessern, was zu volleren und rosigeren Lippen führt.

Straffere Haut

Indem die Gesichtsmuskeln gestärkt und aktiviert werden, kann Gesichtsyoga dazu beitragen, die Haut straffer und elastischer zu machen. Durch die Anregung der Kollagen- und Elastinproduktion kann regelmäßiges Gesichtsyoga dazu beitragen, die Festigkeit und Elastizität der Haut zu verbessern und so das Auftreten von feinen Linien und Falten zu verringern.

Klare Gesichtskonturen

Mit der Zeit können unsere Gesichtskonturen durch den Verlust von Muskeltonus und Hautelastizität an Definition verlieren. Gesichtsyoga kann dazu beitragen, die Gesichtsmuskeln zu stärken und zu straffen, wodurch die Konturen des Gesichts schärfer und definierter werden. Dies kann insbesondere dazu beitragen, ein hängendes Kinn und schlaffe Wangen zu reduzieren.

Hohe Wangenknochen

Gesichtsyoga kann dazu beitragen, die Definition der Wangenknochen zu verbessern, indem es die darunter liegenden Muskeln stärkt und strafft. Übungen, die sich auf die Wangenmuskulatur konzentrieren, können dazu beitragen, die Wangenknochen zu heben und das Gesicht auf natürliche Weise zu formen.

Zusammengefasst kann Gesichtsyoga durch die Aktivierung und Stärkung der Gesichtsmuskulatur zu einer verbesserten Gesichtsästhetik führen. Von schöneren Augen und volleren Lippen über straffere Haut und klaren Gesichtskonturen bis hin zu hohen Wangenknochen kann diese Praxis dazu beitragen, das jugendliche und strahlende Aussehen, das viele von uns anstreben, auf natürliche Weise zu erhalten oder wiederherzustellen.

Durch die regelmäßige Praxis von Gesichtsyoga-Übungen können Sie die Kontrolle über Ihre Gesichtsgesundheit und -ästhetik behalten und positive Veränderungen sehen, die über das bloße Aussehen hinausgehen. In der Tat kann Gesichtsyoga auch dazu beitragen, ein verbessertes Gefühl von Selbstbewusstsein und Wohlbefinden zu fördern, da Sie die Zeit nehmen, sich auf sich selbst zu konzentrieren und sich um Ihr körperliches und emotionales Wohlbefinden zu kümmern. Es ist wichtig zu beachten, dass, obwohl die Vorteile von Gesichtsyoga beeindruckend sind, die Ergebnisse nicht über Nacht kommen. Wie bei jeder Form von Übung erfordert Faceyoga Geduld, Konsequenz und Engagement. Aber mit der Zeit kann die regelmäßige Praxis dieser Übungen dazu beitragen, die oben genannten Ziele zu erreichen und Ihre Gesichtsästhetik zu verbessern. Ganz gleich, ob Sie nach einer natürlichen Methode zur Bekämpfung der Zeichen der Hautalterung suchen oder einfach nur ein stärkeres Gefühl von Selbstliebe und Akzeptanz fördern möchten, Gesichtsyoga bietet Ihnen eine zugängliche und wirksame Methode hierzu.

Häufig gestellte Fragen zum Gesichtsyoga

Gesichtsyoga ist eine zunehmend beliebte Praxis, aber es gibt immer noch viele Fragen und Missverständnisse darüber. In diesem Kapitel werden wir einige der häufigsten Fragen beantworten, die Sie sich als Leser wahrscheinlich stellen.

Wie oft sollte ich Gesichtsyoga machen?

Es wird empfohlen, täglich zehn Minuten in Face Yoga zu investieren, idealerweise zusätzlich dreißig Minuten einmal pro Woche. Alternativ können Sie auch eine kraftvolle Übung für jeden Bereich des Gesichts machen und diese jeweils 3x für 30 Sekunden wiederholen. Es geht darum, auch in kurzer Zeit effektive Übungen durchzuführen und Ihr Gesicht zu trainieren. Selbst eine kurze tägliche Praxis ist besser als gar keine. Ihr Gesicht wird von der regelmäßigen Face Yoga-Praxis profitieren.

Wann ist die beste Zeit für Gesichtsyoga?

Um eine beständige Face Yoga-Routine zu etablieren, empfiehlt es sich, direkt nach dem Aufstehen 10 Minuten dafür einzuplanen. Am Anfang können Sie die Übungen vor dem Spiegel durchführen und später auch im Bett praktizieren. Dieser morgendliche Ablauf bringt viele Vorteile mit sich: Er macht Sie wach, klärt Ihre Gedanken und verleiht der Haut Strahlkraft, während Schwellungen reduziert werden.

Zu Beginn Ihrer Face Yoga-Reise empfiehlt es sich, die Übungen statisch zu halten, für etwa 30 Sekunden mit drei Wiederholungen. Sie können die Dauer anpassen und die Übungen so lange halten, wie es sich für Sie gut anfühlt. Wählen Sie Übungen aus allen drei Gesichtsbereichen aus, um das gesamte Gesicht zu trainieren und kombinieren Sie sie nach Belieben.

Seien Sie kreativ und entdecken Sie verschiedene Kombinationen der Übungen, um Ihre Gesichtsmuskeln immer wieder zu „überraschen“ und sie in Schwung zu halten. Lassen Sie sich von Ihrem Körpergefühl leiten.
Der wichtigste Tipp ist die Kontinuität. Praktizieren Sie Face Yoga regelmäßig, um dauerhafte Ergebnisse zu erzielen. Wie ich bereits erwähnt habe: Selbst wenn Sie wenig Zeit haben, ist es besser, eine kurze Übungseinheit durchzuführen, als gar keine.

Wann kann ich Ergebnisse sehen?

Die Ergebnisse der Übungen können von Mensch zu Mensch variieren. Einige Anwender berichten, dass sie innerhalb weniger Wochen Veränderungen bemerken, während andere mehrere Monate regelmäßiger Praxis benötigen, um sichtbare Verbesserungen zu erzielen. Denken Sie daran, dass Geduld und Konsequenz der Schlüssel zu langfristigen Ergebnissen sind.

Kann ich Falten durch Gesichtsyoga bekommen?

Wenn es richtig gemacht wird, sollte Gesichtsyoga nicht zur Bildung von Falten führen. Tatsächlich zielen viele Gesichtsyoga-Übungen darauf ab, die Muskeln zu straffen und zu stärken, um das Auftreten von Falten zu reduzieren. Es ist jedoch wichtig, während der Übungen keine unnötigen Falten im Gesicht zu erzeugen.

Kann ich Gesichtsyoga machen, wenn ich Botox oder Füllstoffe habe?

Es gibt Situationen, in denen Face Yoga nicht empfohlen wird. Dies ist der Fall, wenn Botox, Filler oder Threads (Fäden) verwendet wurden und noch nicht abgebaut oder entfernt wurden. Botox-Injektionen führen zur Lähmung der Muskeln, was bedeutet, dass sie sich nicht mehr bewegen können und auch nicht während des Gesichtsmuskeltrainings bewegt werden sollten. Das Ziel des Face Yoga ist es jedoch insbesondere, die Gesichtsmuskeln zu bewegen und aufzubauen. Wenn Sie bereits vor längerer Zeit einen dieser Eingriffe haben durchführen lassen und sicher sind (nach Rücksprache mit Ihrem Arzt), dass Botox oder Filler nicht mehr vorhanden sind, können Sie sofort mit dem Training beginnen und Ihre aktiven Gesichtsmuskeln auf natürliche Weise zurückgewinnen. Beachten Sie jedoch, dass es in diesem Fall möglicherweise länger dauert als üblich, bis Sie Ihre Gesichtsmuskeln spüren.

Es ist auch wichtig zu beachten, dass Gesichtsübungen auch nach plastischen Eingriffen im Gesicht für eine längere Zeit nicht empfehlenswert sind. Ebenso sollten nach Unfällen mit Gesichtsverletzungen genauso wie bei Gesichtslähmungen der Einsatz von Face Yoga und anderen Schönheits-Tools vorab mit einem Arzt besprochen werden. Der Arzt kann Ihnen sagen, ab wann und in welcher Weise die Gesichtsmuskeln trainiert werden dürfen.

Kann Gesichtsyoga helfen, Akne zu reduzieren?

Während Gesichtsyoga dazu beitragen kann, die Durchblutung der Haut zu verbessern, gibt es derzeit keine wissenschaftlichen Beweise, die darauf hindeuten, dass Gesichtsyoga direkt zur Reduzierung von Akne beiträgt. Wenn Sie jedoch eine Routine für die Hautpflege beibehalten und Stress reduzieren, kann dies dazu beitragen, die Symptome der Akne zu verbessern, und Gesichtsyoga kann Teil dieser ganzheitlichen Herangehensweise sein.

Muss ich meine Hautpflege-Routine ändern, wenn ich Gesichtsyoga mache?

In den meisten Fällen müssen Sie Ihre Hautpflege-Routine nicht ändern, wenn Sie mit Gesichtsyoga beginnen. Tatsächlich kann Gesichtsyoga eine hervorragende Ergänzung zu Ihrer bestehenden Hautpflege-Routine sein. Es ist jedoch immer eine gute Idee, die Haut und Hände vor und nach dem Gesichtsyoga gut zu reinigen, um sicherzustellen, dass Sie sauber arbeiten und die Poren nicht verstopfen. Einige Menschen finden auch, dass das Auftragen eines Gesichtsöls oder -serums vor den Übungen dazu beitragen kann, dass die Hände leichter über das Gesicht gleiten, wodurch die Übungen effektiver und angenehmer werden.

Das menschliche Gesicht: Eine anatomische Reise

Anatomie des Gesichts und seine Muskulatur

Die Anatomie unseres Gesichts ist faszinierend und komplex. Es besteht aus vielen verschiedenen Teilen, die alle zusammenarbeiten, um eine Vielzahl von Funktionen zu ermöglichen, von Ausdruck und Kommunikation bis hin zu Sinneswahrnehmungen wie Sehen, Hören, Riechen und Schmecken. Unser Gesicht ist *der* ultimative Ausdruckskünstler. Von freudigem Lachen bis hin zu gequältem Stirnrunzeln, unser Gesicht hat mehr Emojis als ein Smartphone, es kommuniziert, ohne auch nur ein Wort zu sagen, und wir haben sogar die Fähigkeit, andere Gesichter zu lesen. Dann kommen die „Super-Sinneshelden" ins Spiel. Ohne die Augen würden wir ziemlich im Dunkeln tappen, sie sind wie zwei kleine High-Tech-Kameras, die alles um uns herum aufzeichnen. Und wer braucht schon GPS, wenn wir eine Nase haben, die uns direkt zum nächstbesten Pizzaladen führen kann?

Unsere Ohren? Nun, sie sind wie unsere eigene kleine Konzerthalle, bereit, jeden Beat, jede Melodie und sogar das leiseste Flüstern aufzunehmen. Und lasst uns nicht den Mund vergessen, der nicht nur für's Essen und Sprechen gut ist, sondern auch dafür, die köstlichen Aromen von Schokolade bis zum würzigen Taco zu probieren.

Also ja, das Gesicht ist faszinierend und komplex - wie eine perfekt choreographierte Tanznummer in Ihrer Lieblingsshow. Egal, ob Ausdruck, Kommunikation oder Sinneswahrnehmung, alles spielt zusammen in perfekter Harmonie, um uns die Wunder unserer Umgebung zu ermöglichen. Genial, oder?

Die Knochenstruktur

Die Knochenstruktur des Gesichts besteht aus 14 Knochen, einschließlich des Unterkiefers (*Mandibula*), der zwei Oberkiefer (*Maxillae*), der zwei Wangenknochen (*Zygomatica*), der zwei Nasenbeine (*Nasalia*), der zwei Tränenbeine (*Lacrimale*), der zwei Gaumenbeine

(*Palatina*), des Siebbeins (*Ethmoidale*) und des Keilbeins (*Sphenoidale*).

Die Muskulatur

Das Gesicht enthält über 40 Muskeln, die für unsere Fähigkeit, eine breite Palette von Ausdrücken und Bewegungen zu machen, entscheidend sind. Einige der wichtigsten Gesichtsmuskeln sind:

1. Der *Orbicularis oculi*: Dieser Muskel umgibt das Auge und ermöglicht es uns, die Augen zu schließen und zu blinzeln.

2. Der *Orbicularis oris*: Dieser Muskel umgibt den Mund und ermöglicht es uns, die Lippen zu schließen, zu pfeifen und zu küssen.

3. Die *Zygomatici*: Diese Muskeln, oft als „Lachmuskeln" bezeichnet, sind für das Anheben der Mundwinkel verantwortlich, was uns hilft zu lächeln.

4. Der *Masseter*: Dies ist der Hauptkaumuskel, der es uns ermöglicht, den Unterkiefer zu heben und zu senken.

5. Der *Frontalis*: Dieser Muskel befindet sich auf der Stirn und ermöglicht es uns, die Augenbrauen zu heben und Stirnrunzeln zu erzeugen.

Die Gesichtsmuskulatur

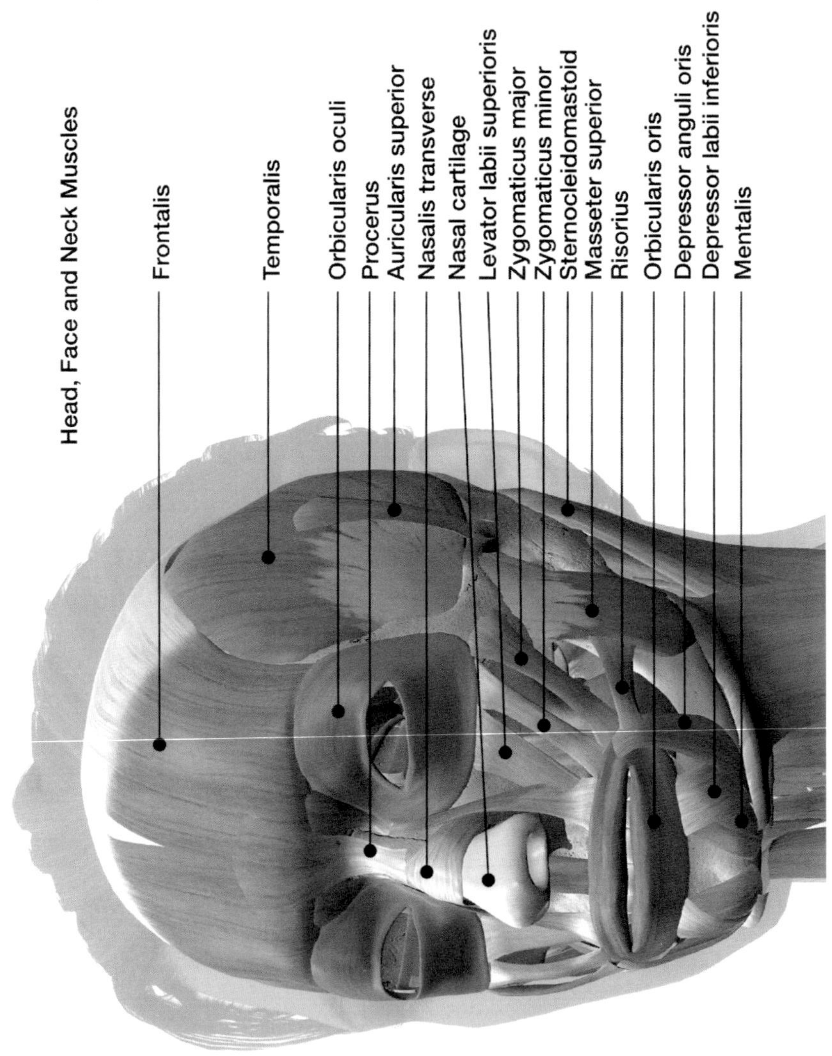

Die Haut

Die Haut des Gesichts unterscheidet sich in einigen wesentlichen Aspekten von der Haut am Rest des Körpers. Sie ist tendenziell dünner, besonders um die Augen herum, und enthält mehr Talgdrüsen, was dazu führt, dass das Gesicht oft öliger ist.
Die Anatomie des Gesichts und insbesondere seine Muskulatur zu verstehen, ist entscheidend für die effektive Praxis des Gesichtsyogas. Indem wir die spezifischen Muskeln kennen und verstehen, auf die wir abzielen, können wir sicherstellen, dass wir unsere Übungen effektiv und sicher ausführen und die besten Ergebnisse erzielen.

Wie sich unser Gesicht beim Altern verändert

Das Rad der Zeit dreht sich unaufhaltsam für uns alle, und während wir auf dieser erstaunlichen Lebensreise voranschreiten, zeigt sich dieser Prozess auf verschiedene Weisen - speziell in unserem Gesicht. Lassen Sie uns auf eine kleine Entdeckungsreise gehen und die Verwandlungen erkunden, die das Gesicht im Laufe des Alterns erfährt:

Faltenbildung: Dies ist das offensichtlichste Zeichen des Alterns. Mit der Zeit verliert unsere Haut an Elastizität und Kollagen, was zu feinen Linien und Falten führt. Bereiche wie die Stirn, die Augen (Krähenfüße), die Nase (Nasolabialfalten) und der Mund (Marionettenlinien) sind am stärksten betroffen.

Hauterschlaffung: Neben der Bildung von Falten verliert unsere Haut im Laufe der Zeit auch an Straffheit, was zu einem schlaffen Aussehen führt. Dies ist auf den Verlust von Kollagen und Elastin, die Strukturproteine, die unserer Haut Festigkeit und Elastizität verleihen, sowie auf die Auswirkungen der Schwerkraft zurückzuführen.

Volumenverlust: Mit zunehmendem Alter kann unser Gesicht an Fülle und Volumen verlieren. Dies liegt an einem Verlust an Unterhautfett und an einem Rückgang der Muskelmasse im Gesicht. Besonders betroffen sind die Wangen, die Augenhöhlen und der Bereich um den Mund.

Hautverfärbungen: Es können sich Pigmentflecken (auch als Altersflecken bekannt) und andere Verfärbungen auf der Haut bilden, insbesondere in Bereichen, die übermäßig der Sonne ausgesetzt sind.

Trockenheit: Die Haut kann trockener werden, da die Talgdrüsen im Laufe der Zeit weniger Öl produzieren. Dies kann dazu führen, dass die Haut rauer und schuppiger erscheint.

Dünner werdende Haut: Die Haut kann auch dünner werden, was sie empfindlicher und anfälliger für Verletzungen macht.

Veränderungen der Augen: Die Augen können sich

ebenfalls mit dem Alter verändern. Die Augenlider können schlaffer werden, und es können Tränensäcke oder dunkle Ringe unter den Augen auftreten.

Um die Zeichen der Zeit sanft zu verwischen, ist eine liebevoll durchgeführte Hautpflege essentiell. Diese sollte eine gründliche Reinigung, reichliche Hydrierung und einen soliden Sonnenschutz beinhalten. Zudem unterstützt eine ausgewogene Ernährung, erholsamer Schlaf und das Vermeiden von Alkohol und Tabak Ihre Haut in ihrem Bestreben, frisch und strahlend zu bleiben.

Unsere Gesichtsmuskeln sind eine Brigade aus rund 20 Paaren flacher Muskeln, die direkt unter unserer Haut positioniert sind. Ihre „Mission“ ist es, die unendliche Vielfalt unserer Gesichtsausdrücke zu orchestrieren, indem sie die Haut und das darunterliegende Gewebe in Bewegung bringen. Doch auch sie bleiben vom Altern nicht verschont:

Verlust von Muskelmasse: Wie bei anderen Muskeln im Körper, kann auch die Gesichtsmuskulatur im Laufe der Zeit an Masse und Kraft verlieren. Dies führt zu einem schlafferen Aussehen des Gesichts und verstärkt die Bildung von Falten.

Veränderungen der Muskelfunktion: Einige Studien deuten darauf hin, dass sich die Funktionsweise der Gesichtsmuskulatur mit zunehmendem Alter ändern kann. Zum Beispiel können einige Muskeln weniger reaktionsfähig auf nervöse Impulse reagieren, was zu einer verringerten Fähigkeit führen kann, bestimmte Gesichtsausdrücke auszuüben.

Veränderungen in der Position der Muskeln: Einige Gesichtsmuskeln können ihre Position leicht verändern, oft infolge von Schwerkraft und Verlust von Unterhautfett und Bindegewebe. Dies kann zu Veränderungen in der Gesichtsform und -kontur führen.

Es ist keineswegs so tragisch wie es scheint - es gibt Möglichkeiten, etwas zu bewirken. Es wäre falsch, die unvermeidbaren Veränderungen einfach zu akzeptieren und nichts zu unternehmen. Man sollte bedenken, dass Schätzungen zufolge lediglich 20 bis 30 Prozent des Hautalterungsprozesses im Gesicht auf genetische Faktoren zurückzuführen sind. Der Großteil hängt tatsächlich von unserem Lebensstil und unserer Einstellung zum Leben ab. Mit zunehmendem Alter benötigen unser Körper und insbesondere unser Gesicht eine intensivere Pflege und sollten nicht vernachlässigt werden.

In diesem Buch werden Ihnen wirksame Techniken präsentiert, die es Ihnen ermöglichen, aktiv gegen den Alterungsprozess des Gesichts vorzugehen. Die Vorstellung, dass unsere Gesundheit ausschließlich in den Händen von Ärzten liegt, ist somit obsolet. Es ist hinlänglich bekannt, dass wir selbst eine aktive Rolle in der Vorsorge einnehmen müssen. Gleiches gilt für unser Gesicht - wir sollten uns von dem Glauben lösen, dass ausschließlich die Kosmetik- und Schönheitsindustrie uns helfen kann, wenn wir mit unserem Aussehen unzufrieden sind. Glücklicherweise haben wir ein Arsenal an bewährten und wirksamen Strategien, die jeder, egal welchen Alters, in die Hand nehmen kann - und genau diese Strategien präsentiere ich Ihnen in diesem Buch. Ausgerüstet mit diesem Wissen können Sie der Reise des Alterns mit einem Lächeln begegnen.

Der Einfluss unseres Alltags, unserer Mimik und unseres Verhaltens auf unser Aussehen

Die Art und Weise, wie wir unseren Tag verbringen, unsere Mimik und unser allgemeines Verhalten üben einen deutlichen Einfluss auf unser äußeres Erscheinungsbild aus. Dieser Einfluss, obwohl oft übersehen, kann sich sowohl kurzfristig als auch im Laufe der Zeit auf unser Aussehen auswirken.

Stress: Den sieht man uns an!

Dies beginnt mit dem alltäglichen Stress, dem wir ausgesetzt sind. Stress kann eine erhebliche physische Wirkung auf unseren Körper haben, einschließlich unseres Gesichts. Länger anhaltender Stress kann zu einer Erhöhung des Stresshormons Cortisol führen, was Entzündungen fördern und zu Hautproblemen wie Akne und Hautausschlägen beitragen kann.

Wie unsere Gesichtsbewegungen unser Aussehen prägen

Die Auswirkungen unserer Mimik auf unser Aussehen sind ebenfalls signifikant. Häufige und wiederholte Gesichtsbewegungen, wie z.B. Stirnrunzeln oder Lächeln, führen zur Bildung von Linien und Falten im Laufe der Zeit, bekannt als „Ausdruckslinien". Während diese Linien ein natürlicher Teil des Alterungsprozesses sind, können sie durch häufige Mimik intensiviert werden.

Mimik ist ein wichtiger Teil unserer Körpersprache und reagiert automatisch auf unsere Gefühle. Es ist essentiell, uns unserer Gesichtsbewegungen bewusst zu werden, um Daueranspannungen und dadurch entstehende Falten zu vermeiden. Durch Gesichtsyoga kann man ein Bewusstsein für unbeabsichtigte Bewegungen entwickeln. Es ist wichtig, Emotionen natürlich auszudrücken, aber auch darauf zu achten, unnötige Anspannungen, wie das ständige Zusammenziehen der Augenbrauen, zu vermeiden.

Wie unsere Gewohnheiten unser äußeres Erscheinungsbild beeinflussen

Unsere äußere Erscheinung wird nicht nur von den Genen bestimmt, sondern auch von unserem Verhalten. Unsere Lebensstilgewohnheiten, wie Ernährung, Bewegung und Schlaf, spielen eine entscheidende Rolle für die Gesundheit unserer Haut und damit für unser äußeres Erscheinungsbild. Eine ausgewogene Ernährung ist wie der Sprit, der unseren Körper am Laufen hält. Sie versorgt uns mit den essentiellen Nährstoffen, die für eine gesunde Haut, glänzendes Haar und starke Nägel notwendig sind. Regelmäßige Bewegung bringt unseren Kreislauf in Schwung und fördert eine bessere Durchblutung sowie den Sauerstofffluss im Körper, was sich positiv auf die Hautgesundheit auswirkt. Und nicht zu vergessen, ausreichender und qualitativ hochwertiger Schlaf ist wie ein Schönheitselexier für unseren Körper. Während wir uns im Land der Träume befinden, nutzt er die Gelegenheit, sich zu erholen und zu regenerieren, was zu einem frischeren und jugendlicheren Aussehen führt.

Doch Vorsicht, die Sonne kann ein zweischneidiges Schwert sein. Während sie uns mit wohltuendem Licht und Vitamin D versorgt, kann übermäßige Sonnenexposition ohne angemessenen Schutz zu Hautschäden und vorzeitiger Hautalterung führen. Daher ist es von großer Bedeutung, sich stets ausreichend gegen die schädlichen UV-Strahlen zu schützen.

Indem wir unsere Lebensstilgewohnheiten achtsam gestalten und den Schutz vor der Sonne ernst nehmen, können wir einen wertvollen Beitrag zu einem gesunden und jugendlichen Erscheinungsbild leisten. Es liegt in unseren Händen, das Beste aus unserem Aussehen herauszuholen und gleichzeitig für unsere Hautgesundheit zu sorgen.

Strahlende Haut, strahlendes Aussehen: Die Bedeutung der richtigen Hautpflege

Last but not least ist unsere Hautpflegeroutine ein echter Player, wenn es um unser Aussehen geht. Der Gebrauch aggressiver Konsumgüter wie Alkohol, Tabak oder anderer Drogen jedoch oder das Überspringen wichtiger Pflegeschritte kann unsere Haut strapazieren und zu vorzeitiger Alterung führen.

Insgesamt hat unser tägliches Leben, einschließlich unserer Mimik und unseres Verhaltens, einen beträchtlichen Einfluss auf unser Aussehen. Durch bewusste Entscheidungen und gesunde Gewohnheiten können wir diesen Einfluss positiv gestalten und unser Aussehen verbessern. In den folgenden Kapiteln werden wir detaillierter auf spezifische Techniken und Strategien eingehen, die Ihnen dabei helfen können, diese positiven Veränderungen in Ihrem Leben zu implementieren.

Wie die korrekte Körperhaltung uns jünger aussehen lässt

Die Art und Weise, wie wir unseren Körper halten, spielt eine große Rolle für das Aussehen unseres Gesichts. Warum? Nun, die Muskeln in unserem Hals und Nacken sind eng mit denen in unserem Gesicht verbunden. Wenn diese Muskeln verkürzt sind, ziehen sie unser Gesicht unnötig nach unten und können zu einem Doppelkinn führen. Klingt nicht gerade nach einem glamourösen

Look, oder? Hier kommt die Körperhaltung ins Spiel, egal ob Sie sitzen oder stehen. Wenn Sie sich hinsetzen, sollten Sie darauf achten, dass Sie auf Ihren Sitzknochen sitzen - ja, die haben wir wirklich! Setzen Sie sich also etwas weiter vorne auf den Stuhl und versuchen Sie, überall rechte Winkel zu bilden. Zwischen Ihrem Kinn und Oberkörper, Ihrem Oberkörper und Ihren Oberschenkeln und zwischen Ihren Oberschenkeln und Unterschenkeln. Und jetzt kommt der Trick: Rollen Sie Ihre Schultern zurück und lassen Sie sie leicht nach unten sinken. Stellen Sie sich vor, dass ein unsichtbarer Faden Ihren Hinterkopf nach oben zieht. Spüren Sie diese angenehme Spannung im Kinn- und Halsbereich?

Und jetzt probieren Sie aus, was passiert, wenn Sie Ihre Schultern hängen lassen - zack, da ist es, das leichte Doppelkinn!

Indem Sie eine gute Körperhaltung bewahren und den Nackenbereich gedehnt und beweglich halten, legen Sie die Grundlage für ein strahlendes Gesicht. Und das hat viele Vorteile: Nicht nur Ihre Gesichtszüge werden davon profitieren und Ihr Rücken wird es Ihnen danken, sondern Sie werden auch jünger wirken. Eine positive Körperhaltung und ein stolzer Gang strahlen förmlich Jugendlichkeit aus. Egal wie faltenfrei Ihr Gesicht ist, wenn Sie mit hängenden Schultern herumlaufen, geben Sie ungewollt das Signal „Hallo, ich wirke älter als ich bin“. Also, es lohnt sich definitiv, an Ihrer Körperhaltung zu arbeiten. Halten Sie sich aufrecht, rollen Sie die Schultern nach hinten und unten und gönnen Sie Ihrem Nacken ein paar wohltuende Dehnungen. Ihr Gesicht wird es Ihnen danken und Sie werden mit einem jugendlichen Strahlen belohnt.

Die Auswirkungen der Atmung auf die Gesichtsform

Das Thema Atmung mag auf den ersten Blick nicht offensichtlich mit unserem Aussehen zusammenhängen, doch tatsächlich spielt sie eine entscheidende Rolle für unsere Gesundheit und unser äußeres Erscheinungsbild. Eine korrekte Atmung kann dazu beitragen, dass wir uns nicht nur besser fühlen, sondern auch besser aussehen.

Die Art und Weise, wie wir atmen, beeinflusst direkt unseren Sauerstoffhaushalt im Körper

Eine flache und oberflächliche Atmung, die oft mit Stress und Anspannung einhergeht, führt dazu, dass nicht ausreichend Sauerstoff in unsere Zellen gelangt. Dies kann zu einer schlechteren Durchblutung der Haut führen und sie müde und fahl aussehen lassen.

Auf der anderen Seite kann eine bewusste und tiefe Atmung, bei der wir den Bauchraum aktiv einbeziehen, dazu beitragen, dass mehr Sauerstoff in unseren Körper gelangt. Dies fördert eine bessere Durchblutung und versorgt die Hautzellen mit den benötigten Nährstoffen und Sauerstoff, um gesund und strahlend auszusehen. Eine ausreichende Sauerstoffversorgung kann auch den

Kollagen- und Elastinabbau in der Haut verlangsamen, was zu einer verbesserten Elastizität und einem jugendlicheren Aussehen führen kann. Darüber hinaus kann die richtige Atmung auch dazu beitragen, Stress abzubauen und die Entspannung zu fördern. Stress ist ein Faktor, der sich negativ auf unser Aussehen auswirken kann, indem er zu Hautproblemen wie Akne, Ekzemen oder vorzeitiger Hautalterung führt. Durch bewusstes Atmen können wir Stress reduzieren und unsere Haut vor den negativen Auswirkungen schützen.

Atmen, Baby, atmen!

Es ist nicht nur eine lebenswichtige Funktion, sondern auch ein Schlüssel für positive Effekte auf unser Aussehen. Klingt gut, oder? Um die volle Ladung guter Vibes aus der richtigen Atmung zu ziehen, können wir Atemübungen und Entspannungstechniken in unseren Alltag einbauen. Klingt nach einer Spa-Behandlung für unsere Lungen, oder?

Indem wir regelmäßig üben, können wir lernen, bewusst und tief zu atmen - nicht nur oberflächlich schnappen, sondern so richtig rein und raus. So stellen wir sicher, dass unsere Körperzellen mit einer optimalen Menge an Sauerstoff versorgt werden, um ihre Sache zu machen und uns zum Strahlen zu bringen. Und als netten Bonus können wir dabei auch noch Stress abbauen.

Also weg mit dem Stress, hallo entspanntes Gesicht!

Die Auswirkungen einer guten Atmung auf unser Erscheinungsbild können wirklich erstaunlich sein. Eine verbesserte Sauerstoffversorgung sorgt nicht nur für einen gesunden Glanz, sondern kann auch zu einer strahlenden Haut und einem frischeren Aussehen führen. Wenn das nicht Grund genug ist, tief durchzuatmen und den inneren Zen-Meister in uns zu entfesseln!

Also, schnappen Sie sich diese Atemübungen, integrieren Sie sie in Ihren Alltag und lassen Sie den Stress abperlen. Atmen Sie ein und aus und genießen Sie die positiven Auswirkungen auf Ihr Aussehen. Es ist Zeit, das volle Atempotenzial zu nutzen und mit einem gesunden, attraktiven Glow die Welt zu erobern!

Die negativen Folgen der ständigen Mundatmung auf die Gesichtsästhetik

Mundatmung ist ein Phänomen, bei dem eine Person dazu neigt, durch den Mund statt durch die Nase zu atmen. Obwohl es in bestimmten Situationen wie intensiver körperlicher Anstrengung oder bei einer verstopften Nase notwendig sein kann, ist die regelmäßige Mundatmung nicht optimal für unsere Gesundheit und unser äußeres Erscheinungsbild. Eine der Hauptauswirkungen der Mundatmung auf das Gesicht ist die Veränderung der Gesichtsform. Wenn wir durch den Mund atmen, wirkt sich dies auf die Positionierung der Zunge, den Kiefer und die Muskulatur im Gesicht aus. Eine Mundatmung kann zu einem offenen Mund und einem hängenden Unterkiefer führen, was zu einer Veränderung der Kiefer- und Gesichtsstruktur führen kann. Ein häufiges Problem bei der Mundatmung ist das sogenannte „*long face syndrome*" (langes Gesichtssyndrom). Dies bezeichnet eine verlängerte Gesichtsform, bei der der Unterkiefer nach unten und nach vorne rutscht. Dies kann zu einer unproportionierten Gesichtsästhetik führen, bei der das Kinn zurückgesetzt wirkt und das Gesicht insgesamt länger erscheint. Zusätzlich kann Mundatmung zu einer schlechten Ausrichtung der Zähne führen, was zu Zahn- und Kieferfehlstellungen führen kann.

Die Auswirkungen der Mundatmung auf das Gesicht können auch zu Veränderungen in der Nasenform und -funktion führen. Durch die Mundatmung trocknet die Nasenschleimhaut aus, was zu einer verminderten Schleimproduktion und einer erhöhten Anfälligkeit für Infektionen führen kann. Dies kann zu verstopfter Nase und einer behinderten Nasenatmung führen, was wiederum dazu führt, dass die Person weiterhin durch den Mund atmet und den Teufelskreis verstärkt.

Es ist wichtig zu beachten, dass die Mundatmung in der Kindheit besonders problematisch sein kann, da das Gesicht und der Kiefer noch im Wachstum sind. Wenn ein Kind frühzeitig zu regelmäßiger Mundatmung neigt, kann dies zu langfristigen Veränderungen in der Gesichtsform und -entwicklung führen. Um die negativen Auswirkungen der Mundatmung auf das Gesicht zu minimieren, ist es ratsam, die Ursachen zu identifizieren und zu behandeln. Dazu gehören mögliche anatomische oder funktionelle Probleme in der Nase oder den Atemwegen, die von einem Facharzt untersucht werden sollten. Das Erlernen von Nasenatmungstechniken und die Durchführung von Atemübungen können ebenfalls helfen, die Mundatmung zu reduzieren. Indem wir unsere Atmung durch die Nase fördern und eine gute Mundhygiene aufrechterhalten, können wir die Gesundheit und die ästhetische Balance unseres Gesichts unterstützen.

Die Zeit zurückdrehen: Effektive Strategien, um dem Alterungsprozess entgegenzuwirken

Kollagen und Elastin sind zwei entscheidende Proteine, die eine wichtige Rolle für die Gesundheit und das Erscheinungsbild unserer Haut spielen. Kollagen ist das Hauptstrukturprotein in der Haut und verleiht ihr Festigkeit, Elastizität und Spannkraft. Es bildet ein Netzwerk aus Fasern, das die Haut strukturiert und stützt. Mit zunehmendem Alter nimmt jedoch die natürliche Produktion von Kollagen in unserem Körper ab, was zu einer Abnahme der Hautfestigkeit und der Bildung von Falten führen kann.

Wir haben aber noch ein Ass im Ärmel - wenn wir die Kollagenproduktion ankurbeln, können wir unsere Hautstruktur verbessern, Falten reduzieren und die Festigkeit sowie Elastizität unserer Haut bewahren. Ein super Upgrade für unsere Haut!

Elastin ist hingegen das Protein, das der Haut ihre Elastizität verleiht. Es ermöglicht ihr, sich nach dem Dehnen oder Zusammenziehen wieder in ihre ursprüngliche Form zurückzubilden. Elastin sorgt dafür, dass die Haut glatt bleibt und nicht schlaff wirkt. Eine ausreichende Produktion von Elastin trägt also dazu bei, jugendlicher auszusehen.

Die natürliche Alterung, aber auch Faktoren wie Sonneneinstrahlung, Umweltverschmutzung, Rauchen und eine ungesunde Lebensweise können zu einem Abbau von Kollagen und Elastin führen. Dies kann zu einer vorzeitigen Hautalterung, Faltenbildung, Elastizitätsverlust und schlaffer Haut führen.

Daher ist es wichtig, die Produktion von Kollagen und Elastin zu unterstützen. Eine gesunde Ernährung mit ausreichend Nährstoffen wie Vitamin C, Aminosäuren und Antioxidantien kann die Kollagenproduktion fördern. Darüber hinaus können bestimmte Hautpflegeprodukte, die Inhaltsstoffe wie Retinol, Peptide und Vitamin C enthalten, die Produktion von Kollagen und Elastin stimulieren.

Doch bleiben wir realistisch: Die Produktion von Kollagen und Elastin sind natürliche Prozesse, die mit zunehmendem Alter abnehmen. Daher ist es wichtig, frühzeitig Maßnahmen zu ergreifen, um die Gesundheit der Haut zu erhalten und die Produktion dieser Proteine zu unterstützen.

Tipps zur Steigerung der Kollagen- und Elastinproduktion für ein jugendliches Gesicht

Gesunde Ernährung

Eine ausgewogene Ernährung, die reich an Nährstoffen wie Vitamin C, Vitamin E, Omega-3-Fettsäuren, Antioxidantien und Proteinen ist, kann die Produktion von Kollagen und Elastin unterstützen. Verzehren Sie daher Lebensmittel wie Beeren, Zitrusfrüchte, Nüsse, Fisch, mageres Fleisch, Hülsenfrüchte und grünes Blattgemüse.

Ausreichende Hydratation

Trinken Sie ausreichend Wasser, um Ihre Haut mit Feuchtigkeit zu versorgen und die Bildung von Kollagen zu fördern. Dehydrierte Haut kann zu einem Mangel an Kollagen führen, wodurch die Elastizität der Haut abnimmt.

Sonnenschutz

UV-Strahlen schädigen das Kollagen und Elastin in der Haut. Verwenden Sie daher einen Breitband-Sonnenschutz mit einem angemessenen Lichtschutzfaktor, um Ihre Haut vor Sonnenschäden zu schützen.

Hautpflegeprodukte

Verwenden Sie Hautpflegeprodukte, die Inhaltsstoffe enthalten, die die Produktion von Kollagen und Elastin stimulieren können. Dazu gehören Inhaltsstoffe wie Retinol, Vitamin C, Peptide, Hyaluronsäure und Kollagen-Booster.

Gesichtsmassagen und Mikronadelung

Durch sanfte Gesichtsmassagen oder die Verwendung von Dermarollern oder Microneedling-Geräten kann die Durchblutung der Haut verbessert werden, was wiederum die Produktion von Kollagen und Elastin anregen kann.

Vermeiden von schädlichen Gewohnheiten

Rauchen und übermäßiger Alkoholkonsum können die Kollagen- und Elastinproduktion beeinträchtigen. Es ist daher ratsam, diese schädlichen Gewohnheiten zu vermeiden oder wenigstens zu reduzieren.

Es ist vielleicht nicht möglich, die Produktion auf das Niveau Ihrer Jugend zurückzubringen, aber diese Maßnahmen können dazu beitragen, die vorhandenen Ressourcen zu unterstützen und das Erscheinungsbild Ihrer Haut zu verbessern. Unsere Haut hat bereits so viele Abenteuer mit uns erlebt, und jetzt ist es an der Zeit, ihr etwas zurückzugeben. Wann, wenn nicht jetzt?

Revolutionäre Hautverjüngung
Microneedling und seine beeindruckenden Vorteile

Microneedling ist eine kosmetische Behandlungsmethode, bei der winzige Nadeln verwendet werden, um mikroskopisch kleine Löcher in die Haut zu stechen. Das Verfahren wird in der Regel mit einem speziellen Gerät oder einem Dermaroller durchgeführt, der mit diesen feinen Nadeln besetzt ist.

Der Zweck des Microneedlings besteht darin, eine kontrollierte Verletzung der Haut zu erzeugen, um den natürlichen Heilungsprozess des Körpers zu stimulieren. Die winzigen Nadelstiche regen die Produktion von Kollagen und Elastin an, zwei wichtige Proteine, die für die Gesundheit und Elastizität der Haut verantwortlich sind. Durch die Mikroverletzungen werden auch die oberen Hautschichten leicht abgetragen, was zu einer verbesserten Aufnahme von Hautpflegeprodukten führen kann.

Diese Behandlung ist wie ein magischer Zauberstab, ähnlich wie das bekannte Photoshop-Tool, der das Erscheinungsbild von Narben, Falten, feinen Linien, Pigmentflecken und Aknenarben einfach wegzaubert. Aber das ist noch nicht alles - Microneedling kann sogar ungleichmäßigen Hautton ausgleichen und Ihre Poren verfeinern, als ob sie in einem Schönheitszaubertrank gebadet hätten!
Microneedling kann nicht nur Ihr Gesicht, sondern auch andere Körperregionen regelrecht „verwandeln“. Es ist der perfekte Beauty-Boost für eine Rundum-Verschöne-

rung! Beobachten Sie, wie Narben und Falten wie von Zauberhand verschwinden und Ihre Haut mit einem strahlenden Glow erstrahlt. Die Durchführung des Microneedlings sollte idealerweise von einem geschulten Fachpersonal wie einem Dermatologen oder einer Kosmetikerin durchgeführt werden, um mögliche Risiken und Komplikationen zu minimieren. Je nach gewünschtem Ergebnis und Hautzustand können mehrere Sitzungen im Abstand von einigen Wochen erforderlich sein, um optimale Ergebnisse zu erzielen.

Es ist wichtig zu beachten, dass das Microneedling möglicherweise nicht für jeden geeignet ist, insbesondere bei bestimmten Hauterkrankungen oder während der Schwangerschaft. Eine individuelle Beratung mit einem Experten ist ratsam, um festzustellen, ob diese Behandlungsoption für Sie geeignet ist.

Hyaluronsäure: Die Geheimwaffe gegen Hautalterung

Haben Sie sich jemals gefragt, warum einige Menschen scheinbar mühelos Jahrzehnte jünger aussehen als sie tatsächlich sind? Ihr Geheimnis: Hyaluronsäure! Hyaluronsäure ist der Promi unter den Anti-Aging-Mitteln und so angesagt, dass es selbst den Kardashians den Rang abläuft! Aber was genau ist dieses Wundermittel? Sie ist eine natürliche Substanz, die in unserem Körper vorkommt und eine entscheidende Rolle für die Gesundheit und das Aussehen unserer Haut spielt. Aber anstatt darauf zu warten, dass unser Körper genug davon produziert, entscheiden wir uns lieber für die schnelle Lösung: Hyaluronsäure-Injektionen!

Stellen Sie sich Hyaluronsäure als einen magischen Feuchtigkeitsspender vor. Sie hat die erstaunliche Fähigkeit, große Mengen an Wasser zu binden und unsere Haut prall und hydratisiert zu halten. Das Ergebnis? Ein jugendliches, frisches und strahlendes Aussehen!

Aber Hyaluronsäure kann noch mehr! Sie hilft auch dabei, die Hautstruktur zu verbessern, indem sie die Elastizität und Festigkeit fördert. Falten und feine Linien werden gemildert. Mit ein paar Hyaluronsäure-Injektionen können Sie auch in kürzester Zeit vollere und sinnlichere Lippen bekommen, die jeden zum Schwärmen bringen. Das Beste daran ist, dass Hyaluronsäure nicht nur ein natürlicher Schatz unserer Haut ist, sondern auch in Form von Cremes, Seren und Injektionen erhältlich ist. Es ist wie ein kleines Fläschchen Hautverjüngung!

Hautfeuchtigkeit und Hydratation: Hyaluronsäure ist in der Lage, große Mengen an Wasser zu binden. Dadurch kann sie dazu beitragen, die Feuchtigkeit in der Haut zu bewahren und sie optimal hydratisiert zu halten. Dies führt zu einem verbesserten Hautbild, einem frischeren Teint und einer glatteren Oberfläche.

Faltenreduktion: Durch ihre feuchtigkeitsspendenden Eigenschaften kann Hyaluronsäure dazu beitragen, das Erscheinungsbild von feinen Linien und Falten zu reduzieren. Sie füllt die Haut von innen auf, wodurch Falten geglättet und das Hautbild insgesamt verjüngt wird.

Verbesserte Hautelastizität: Hyaluronsäure unterstützt die Produktion von Kollagen und Elastin in der Haut, die für ihre Elastizität und Festigkeit verantwortlich sind. Durch die Stärkung der Hautstruktur kann Hyaluronsäure dazu beitragen, die Hautelastizität zu verbessern und ein jugendlicheres Aussehen zu bewahren.

Reduzierung von Hautrötungen und Irritationen: Hyaluronsäure besitzt entzündungshemmende Eigenschaften und kann dazu beitragen, Hautrötungen und Reizungen zu lindern. Sie beruhigt die Haut und unterstützt ihre natürliche Regeneration.

Verbesserte Wundheilung: Aufgrund ihrer feuchtigkeitsspendenden und regenerierenden Eigenschaften kann Hyaluronsäure auch die Wundheilung unterstützen. Sie fördert die Bildung neuer Hautzellen und hilft, Narbenbildung zu reduzieren.

Es gibt verschiedene Möglichkeiten, Hyaluronsäure in die Hautpflege einzubeziehen. Sie kann topisch in Form von Seren, Cremes oder Masken angewendet werden. Darüber hinaus kann sie auch in Form von Injektionen verwendet werden, um gezielt Falten aufzufüllen oder Volumenverluste im Gesichtsbereich auszugleichen. Es ist wichtig zu beachten, dass die Verwendung von Hyaluronsäure individuell angepasst werden sollte und die Konsultation eines Hautarztes oder einer qualifizierten Fachperson empfohlen wird, um die richtige Dosierung und Anwendungsmethode zu bestimmen.

Hyaluronsäure kann durch eine Injektionstechnik, die als *Dermal Filler* bekannt ist, in die Haut eingebracht werden. Hier sind die grundlegenden Schritte des Injektionsverfahrens:

Vorbereitung: Der behandelnde Arzt oder Dermatologe reinigt die Haut gründlich und kann bei Bedarf eine topische Betäubungscreme auftragen, um eventuelle Unannehmlichkeiten während des Eingriffs zu minimieren.

Markierung: Je nach gewünschter Behandlungsregion werden bestimmte Punkte auf der Haut markiert, um die Injektionsstellen genau zu bestimmen und ein präzises Ergebnis zu erzielen.

Injektion: Der Arzt verwendet eine feine Nadel oder eine Kanüle, um die Hyaluronsäure in die Haut einzubringen. Die Injektion kann in unterschiedlichen Tiefen erfolgen, abhängig von der behandelten Region und den gewünschten Effekten.

Massieren und Anpassen: Nach der Injektion wird der Arzt möglicherweise sanft die behandelte Region massieren, um sicherzustellen, dass das Produkt gleichmäßig verteilt ist und das gewünschte Volumen erreicht wird. Bei Bedarf kann zusätzliche Hyaluronsäure injiziert werden, um das gewünschte Ergebnis zu erzielen.

Abschluss und Nachsorge: Nach der Behandlung wird

die Haut gereinigt und gekühlt, um mögliche Schwellungen und Rötungen zu minimieren. Der Arzt gibt Anweisungen zur Nachsorge, wie zum Beispiel den Verzicht auf anstrengende körperliche Aktivitäten, das Meiden von Sonneneinstrahlung und die Verwendung von speziellen Hautpflegeprodukten. In den meisten Fällen können die Kosten pro Behandlungssitzung zwischen 300 und 800 Euro liegen.

Beauty Taping - Natürliche Unterstützung für ein strahlendes Erscheinungsbild

Beauty Taping ist eine innovative Methode, die darauf abzielt, das Gesicht auf natürliche Weise zu unterstützen und zu straffen. Die Grundlage von Beauty Taping liegt in den bewährten Prinzipien des medizinischen Tapings. Es werden spezielle elastische Klebebänder verwendet, die auf die Haut aufgebracht werden, um verschiedene Effekte zu erzielen. Und das Beste daran? Es ist nicht-invasiv und kostengünstig - eine wahre Beauty-Revolution!

Das Taping eröffnet Ihnen eine Welt voller Möglichkeiten. Es kann helfen, das Gesicht zu formen, bestimmte Partien anzuheben, die Hautstruktur zu verbessern und sogar Falten zu reduzieren. Ganz ohne teure und schmerzhafte Behandlungen! Es ist ein geniales Beauty-Tool, das Ihnen hilft, Ihre schönsten Gesichtszüge zu betonen und ein frisches, jugendliches Aussehen zu erzielen.

Straffung und Konturierung: Beauty Taping kann dazu beitragen, das Gesicht zu straffen und die Konturen zu verbessern. Durch das gezielte Anbringen der Klebebänder entlang bestimmter Gesichtsregionen können sie eine sanfte Zugwirkung erzeugen, die dazu beiträgt, das Gewebe anzuheben und zu straffen. Dies kann zu einem jugendlicheren Erscheinungsbild führen und das Auftreten von Schlaffheit und Falten verringern.

Reduzierung von Schwellungen und Augenringen: Es kann auch dabei helfen, Schwellungen und Augenringe zu reduzieren. Durch das Platzieren der Klebebänder um die Augenpartie herum kann der lymphatische Fluss verbessert werden, was zu einer besseren Entwässerung und Verringerung von Flüssigkeitsansammlungen führt. Dies kann zu einer Reduzierung von Schwellungen und einem frischeren Aussehen führen.

Verbesserung der Durchblutung und Straffung der Haut: Das Aufbringen von Beauty Tapes auf bestimmte Gesichtsbereiche kann die Durchblutung fördern und die Sauerstoffversorgung der Haut verbessern. Dies kann zu einem strahlenden Teint und einer verbesserten Hautqualität führen. Durch die Stimulation der Haut können auch die Kollagen- und Elastinproduktion angeregt werden, was zu einer Verbesserung der Hautstruktur und -festigkeit beitragen kann.

Natürliche Alternative zu invasiven Behandlungen: Beauty Taping bietet eine nicht-chirurgische und nicht-invasive Methode, um das Aussehen des Gesichts zu verbessern. Im Vergleich zu invasiven Behandlungen wie Botox-Injektionen oder chirurgischen Eingriffen ist Beauty Taping sicherer, weniger schmerzhaft und erfordert keine Ausfallzeiten oder Erholungsphase. Es ist wichtig zu beachten, dass Beauty Taping eine temporäre Lösung ist und die Effekte nur vorübergehend sind. Die Klebebänder sollten korrekt platziert und von geschultem Fachpersonal angebracht werden, um optimale Ergebnisse zu erzielen und mögliche Hautreizungen oder Schäden zu vermeiden.

Gua Sha - Eine traditionelle Methode für eine ganzheitliche Gesichtsbehandlung

Gua Sha, der Geheimtipp aus dem fernen Osten, ist eine traditionelle chinesische Methode, die seit Jahrhunderten für Gesichtsbehandlungen verwendet wird. Hier kommt das Werkzeug zum Einsatz, das den ganzen Hype ausmacht - ein kleiner Schaber aus Jadestein oder Rosenquarz. Mit sanften Schabebewegungen über die Haut werden erstaunliche Resultate für Ihre Gesichtshaut erzielt. Es ist wie ein Wellness-Ritual, das Ihrer Haut eine Extraportion Liebe und Pflege schenkt. Gua Sha bringt eine Reihe von Vorteilen mit sich. Es fördert die Durchblutung und den Lymphfluss, was zu einer strahlenden und gesund aussehenden Haut führt. Es kann auch Spannungen und Verhärtungen in den Gesichtsmuskeln lösen und so zu einem entspannten und jugendlicheren Aussehen beitragen.

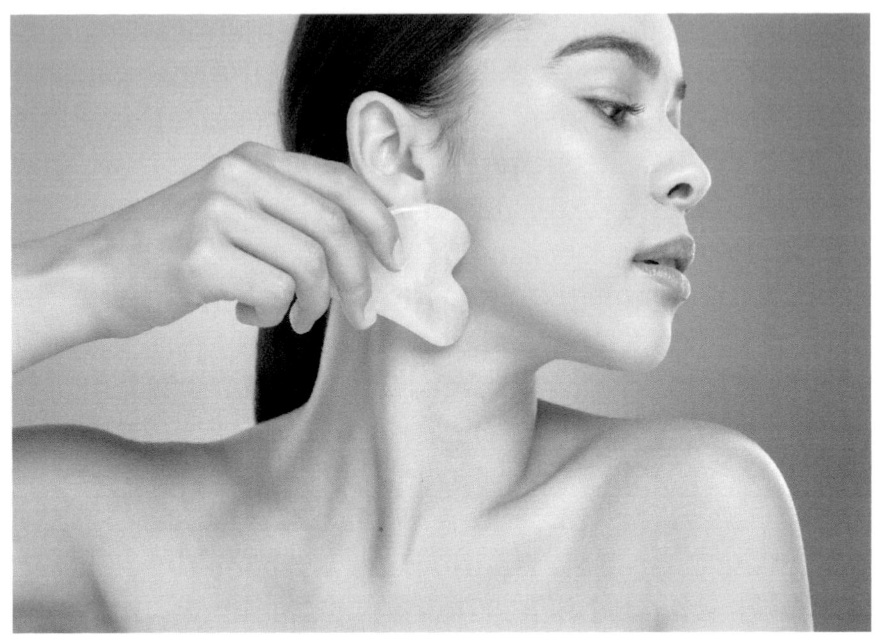

Darüber hinaus kann Gua Sha helfen, Schwellungen zu reduzieren, feine Linien und Falten zu glätten und die natürliche Kontur Ihres Gesichts zu verbessern. Es ist wie ein kleines Fitnessprogramm für Ihre Haut!

Also schnappen Sie sich Ihren Jadestein oder Rosenquarz und lassen Sie sich von Gua Sha verzaubern. Gönnen Sie Ihrer Haut diese wohltuende Behandlung und erleben Sie, wie Ihr Gesicht erstrahlt. Gua Sha ist der Geheimtipp für einen gesunden und lebendigen Teint - probieren Sie es aus und erleben Sie selbst die magische Wirkung!

Entgiftung und Lymphdrainage: Durch das sanfte Schaben über die Haut werden Toxine freigesetzt und der Lymphfluss angeregt. Dies kann helfen, Schwellungen im Gesicht zu reduzieren, die Durchblutung zu verbessern und die Entgiftung zu fördern. Eine effektive Lymphdrainage kann zu einem strahlenderen Teint, einer verbesserten Hautstruktur und einer Reduzierung von Augenringen führen.

Straffung und Festigung der Haut: Das Schaben ist nicht nur ein Spaß für Ihre Haut, sondern auch ein wahres Wundermittel für Ihre Gesichtsmuskeln. Wenn Sie den Druck gezielt auf bestimmte Bereiche Ihres Gesichts ausüben, können Sie Ihre Gesichtsmuskeln so richtig in Schwung bringen. Aber das ist noch nicht alles. Indem Sie das Gewebe sanft straffen, regen Sie die Produktion von Kollagen und Elastin an - und Sie wissen, was das bedeutet? Eine straffere Haut, weniger schlaffe Stellen und eine Verringerung von Falten! Das ist doch der Stoff, aus dem Schönheitsträume gemacht sind.

Reduzierung von Spannungen und Stress: Gua Sha wird oft mit sanften Massagebewegungen kombiniert, die dazu beitragen können, Spannungen im Gesicht und im Kiefer zu lösen. Dies kann dazu beitragen, Stress abzubauen und die Gesichtsmuskulatur zu entspannen. Die Durchführung von Gua Sha als Teil Ihrer täglichen Schönheitsroutine kann ein beruhigendes und entspannendes Ritual sein, das Sie sich verdient haben.

Förderung der Durchblutung und Vitalität der Haut: Durch das Schaben mit dem Gua Sha-Werkzeug wird die Durchblutung Ihrer Haut angeregt. Das bedeutet, dass mehr Nährstoffe und Sauerstoff zu den Hautzellen gelangen, um ihnen einen richtigen Power-Boost zu geben. Das Ergebnis? Ein gesunder und strahlender Teint, der alle zum Staunen bringt. Die verbesserte Durchblutung hilft auch bei der Regeneration der Hautzellen. Das heißt, dass Ihre Haut schneller abgestorbene Zellen loswerden kann und sich frische, neue Zellen bilden können. Dadurch wird das Erscheinungsbild von Narben und Unregelmäßigkeiten gemildert und Ihre Haut erhält eine glattere und ebenmäßigere Textur.

Stimulierung des Energieflusses: In der traditionellen chinesischen Medizin wird angenommen, dass das Gesicht mit verschiedenen Meridianen und Energiepunkten verbunden ist. Das Gua Sha-Schaben kann den Energiefluss im Gesicht harmonisieren und Blockaden auflösen. Dies kann zu einem Gleichgewicht im Körper führen und das allgemeine Wohlbefinden verbessern.

Um Gua Sha richtig zu praktizieren, sollten Sie die folgenden Schritte beachten:

Vorbereitung: Reinigen Sie Ihr Gesicht gründlich und tragen Sie ein Gesichtsöl oder eine Creme auf, um die Gleitfähigkeit des Werkzeugs zu verbessern.

Werkzeugauswahl: Wählen Sie ein Gua Sha-Werkzeug aus, das aus Jadestein, Rosenquarz oder einem anderen geeigneten Material besteht. Achten Sie darauf, dass das

Werkzeug eine glatte Oberfläche und abgerundete Kanten hat, um Hautirritationen zu vermeiden.

Technik: Halten Sie das Gua Sha-Werkzeug in einem Winkel von etwa 15 Grad zur Haut und üben Sie sanften Druck aus. Beginnen Sie mit sanften Strichen entlang der Kieferlinie und bewegen Sie sich dann aufwärts entlang der Wangenknochen und der Stirn. Verwenden Sie kurze, gleichmäßige Striche und achten Sie darauf, dass das Werkzeug immer in Kontakt mit der Haut bleibt.

Druck: Achten Sie darauf, den Druck angemessen zu dosieren. Es sollte genug Druck vorhanden sein, um die Durchblutung zu fördern, aber nicht so stark, dass es zu Schmerzen oder Rötungen führt. Passen Sie den Druck an Ihre individuellen Bedürfnisse und Empfindlichkeiten an.

Richtung: Die Striche sollten immer in einer aufwärtsgerichteten Richtung erfolgen, um die Gesichtsmuskulatur anzuheben und zu straffen. Vermeiden Sie das Zurückziehen des Werkzeugs über die Haut, da dies die Haut reizen kann.

Wiederholung: Führen Sie jeden Strich mehrmals in der gleichen Region aus, um die gewünschten Effekte zu erzielen. Gua Sha kann mehrere Minuten in Anspruch nehmen, abhängig von Ihren individuellen Bedürfnissen und Zielen.

Nachsorge: Nach der Anwendung können Sie die Haut mit einem beruhigenden Toner oder einer feuchtigkeitsspendenden Gesichtscreme verwöhnen. Dies hilft, die Haut zu beruhigen und Feuchtigkeit zu spenden.

Nicht nur beim Gua Sha ist Kontinuität der Schlüssel zum Erfolg. In nur 5 bis 10 Minuten können Sie Ihre Haut mit einer erholsamen Gua Sha-Massage verwöhnen. Während Sie sanft über Ihr Gesicht gleiten, fördern Sie die Durchblutung und lassen die Spannungen des Tages einfach davon schmelzen. Das Ergebnis ist ein strahlendes Erscheinungsbild, das die Blicke auf sich zieht!

Besonders wenn Sie unter Schwellungen, feinen Linien oder müder Haut leiden, kann die tägliche Anwendung von Gua Sha ein wahrer Gamechanger sein. Es ist wie eine Verjüngungskur für Ihre Haut, die Sie jeden Tag genießen können. Aber keine Sorge, wenn Sie nicht jeden Tag Zeit haben oder eine empfindliche Haut haben. Zwei- bis dreimal pro Woche Gua Sha anzuwenden, kann immer noch großartige Ergebnisse liefern, ohne Ihre Haut zu überstrapazieren. Denken Sie daran, dass es wichtig ist, auf die Bedürfnisse Ihrer Haut zu hören und sie nicht zu überbeanspruchen.

Also, nehmen Sie sich Zeit für sich selbst und gönnen Sie sich regelmäßig eine Gua Sha-Sitzung. Ihre Haut wird es Ihnen danken und Sie werden strahlen wie nie zuvor!

Gesichtsmassage als wirksame Methode gegen vorzeitige Hautalterung

Wenn es um Anti-Aging geht, denken viele Menschen zunächst an teure Cremes, Seren oder sogar invasive Behandlungen. Aber wussten Sie, dass eine einfache Gesichtsmassage eine wirksame und natürliche Methode sein kann, um den Anzeichen der vorzeitigen Hautalterung entgegenzuwirken?

Eine Gesichtsmassage kann eine Vielzahl von Vorteilen bieten, die Ihnen dabei helfen, Ihre Haut straffer und jugendlicher aussehen zu lassen. Durch sanfte Massagebewegungen wird die Durchblutung angeregt, was dazu führt, dass mehr Sauerstoff und Nährstoffe zu den Hautzellen gelangen. Dieser verbesserte Nährstofffluss kann helfen, die Kollagenproduktion anzuregen, was wiederum zu einer strafferen und elastischeren Haut führen kann.

Darüber hinaus kann eine Gesichtsmassage dabei helfen, Verspannungen in der Gesichtsmuskulatur zu lösen, die oft zu feinen Linien und Falten führen. Indem Sie sanft über Ihr Gesicht streichen, massieren Sie diese Spannungen weg und lassen Ihre Haut glatter und entspannter aussehen. Eine regelmäßige Gesichtsmassage kann auch dazu beitragen, den Lymphfluss zu verbessern, was hilft, Giftstoffe abzutransportieren und Schwellungen im Gesicht zu reduzieren. Dies kann zu einem klareren und strahlenderen Teint führen.

Sie fragen sich vielleicht, wie oft und wie lange Sie eine Gesichtsmassage durchführen sollten. Eine gute Faustregel ist es, dies zwei- bis dreimal pro Woche für etwa 5 bis 10 Minuten zu tun. Sie können Gesichtsöle oder Cremes verwenden, um die Massage sanfter und angenehmer zu gestalten. Erwarten Sie keine sofortigen Wunder! Es erfordert Geduld und Kontinuität, um langfristige Ergebnisse zu erzielen. Aber wenn Sie sich regelmäßig Zeit für eine Gesichtsmassage nehmen, können Sie die Anti-Aging-Effekte genießen und Ihrer Haut eine liebevolle Pflege schenken.

Also, legen Sie Ihre Hände an und verwöhnen Sie Ihr Gesicht mit einer wohltuenden Massage. Ihre Haut wird es Ihnen danken, und Sie werden den Unterschied sehen und fühlen.

Reduzierung von Spannungen und Stress

Gesichtsmassagen bieten nicht nur ästhetische Vorteile, sondern auch eine wohltuende Wirkung auf Geist und Körper. Die Entspannung während der Massage hilft, Stress abzubauen und die Freisetzung von Stresshormonen zu reduzieren. Dies kann dazu beitragen, feine Linien und Falten zu minimieren, die durch wiederholte Gesichtsspannungen und Stress verursacht werden können.

Verbesserung der Produktabsorption

Eine Gesichtsmassage kann auch die Aufnahme von Hautpflegeprodukten verbessern. Durch das Einmassieren von Seren, Cremes oder Ölen wird die Durchblutung angeregt, was die Nährstoffversorgung der Haut erhöht und die Wirksamkeit der Produkte verbessern kann. Dies ermöglicht eine intensivere Hydratisierung und Regeneration der Hautzellen.

Warum Sie für optimale Ergebnisse Gesichtsyoga und andere Schönheitsrituale miteinander kombinieren sollten

Warum sich nur auf eine Schönheitsmethode beschränken, wenn man sie alle kombinieren kann? Gesichtsyoga ist bereits ein effektives Werkzeug, um die Gesichtsmuskeln zu stärken und zu straffen. Aber stellen Sie sich vor, welche Ergebnisse Sie erzielen könnten, wenn Sie es mit anderen Schönheitsritualen verbinden! Indem Sie Gesichtsyoga mit Gesichtsmassagen, Akupressur oder Gua Sha-Massagetechniken kombinieren, schalten Sie den Synergie-Effekt ein. Das ist wie eine Power-Kombo für Ihre Haut! Das Ergebnis? Ein strahlender Teint und ein jugendliches Aussehen!

Sicherheit und Tipps zur Praxis

Bevor Sie in die faszinierende Welt des Gesichtsyogas eintauchen, gibt es ein paar Tipps und Richtlinien, die

Ihnen helfen können, die Übungen effektiv und sicher durchzuführen. Hier sind einige Dinge, die Sie beachten sollten:

Vermeiden Sie Schmerzen: Bei jeder Art von Yoga, einschließlich Gesichtsyoga, sollten Sie niemals Schmerzen verspüren. Wenn eine Übung Schmerzen verursacht, stoppen Sie die Übung und versuchen Sie eine sanftere Variante oder lassen Sie diese Übung aus.

Berücksichtigen Sie bestehende gesundheitliche Probleme: Wenn Sie gesundheitliche Probleme haben, die Ihr Gesicht betreffen, wie z. B. eine kürzlich durchgeführte kosmetische Operation, Hauterkrankungen oder neurologische Probleme, sollten Sie Ihren Arzt konsultieren, bevor Sie mit Gesichtsyoga beginnen.

Vermeiden Sie Überanstrengung:
Während Gesichtsyoga dazu beitragen kann, die Muskeln im Gesicht zu stärken, kann zu viel Anstrengung zu Muskelverspannungen führen. Führen Sie die Übungen in einem angenehmen Tempo durch und erlauben Sie sich, sich zwischen den Übungen zu erholen.

Praxistipps

Regelmäßigkeit: Um die besten Ergebnisse zu erzielen, sollten Sie Gesichtsyoga regelmäßig praktizieren. Planen Sie spezielle Zeiten für Ihre Übungen ein und halten Sie sich an Ihren Zeitplan.

Achtsamkeit: Yoga geht über die rein körperlichen Übungen hinaus und umfasst auch Achtsamkeit und Atmung. Achten Sie auf Ihre Atmung während der Übungen und üben Sie Achtsamkeit, indem Sie Ihre Aufmerksamkeit auf die Empfindungen in Ihrem Gesicht lenken.

Einen Spiegel verwenden: Es kann hilfreich sein, einen Spiegel zu verwenden, während Sie das Gesichtsyoga üben, um sicherzustellen, dass Sie die Übungen korrekt durchführen.

Hydratation und Ernährung: Eine gute Hydratation und eine ausgewogene Ernährung sind entscheidend für die Hautgesundheit und können die Ergebnisse Ihrer Gesichtsyoga-Praxis verbessern.

Mit diesen Sicherheitshinweisen und Praxistipps sind Sie bereit, Ihre Gesichtsyoga-Praxis zu beginnen oder zu verbessern. Denken Sie daran, dass Geduld und Beständigkeit die Schlüssel zu dauerhaften Ergebnissen sind. Genießen Sie Ihr Training und die vielen Vorteile, die Faceyoga für Ihre Haut und Ihr allgemeines Wohlbefinden bringen kann.

Einführung in das Gesichtsyoga

Beginnen wir mit einer kurzen Einführung in das Gesichtsyoga, für diejenigen, die neu in dieser Praxis sind.

Vorbereitung auf das Gesichtsyoga

1. Finden Sie einen ruhigen Ort: Suchen Sie sich einen ruhigen und ungestörten Ort, an dem Sie sich auf Ihre Gesichtsyoga-Praxis konzentrieren können. Schaffen Sie eine Atmosphäre der Entspannung, indem Sie sanfte Musik spielen oder Kerzen anzünden.

2. Reinigen Sie Ihr Gesicht: Bevor Sie beginnen, reinigen Sie Ihr Gesicht gründlich, um Make-up-Rückstände und Schmutz zu entfernen. Eine saubere Haut ermöglicht eine bessere Durchführung der Übungen und erhöht ihre Wirksamkeit.

3. Entspannen Sie Ihren Körper: Nehmen Sie sich einen Moment Zeit, um Ihren Körper zu entspannen. Schütteln Sie Ihre Arme und Beine aus, rollen Sie Ihre Schultern und nehmen Sie ein paar tiefe Atemzüge, um Spannungen abzubauen und in den gegenwärtigen Moment einzutauchen.

4. Aktivieren Sie Ihre Gesichtsmuskeln: Bevor Sie mit den spezifischen Übungen beginnen, können Sie Ihre Gesichtsmuskeln aktivieren, indem Sie Ihre Augen öffnen und schließen, Ihre Stirn runzeln, Ihren Mund weit öffnen und Ihre Wangen aufblasen. Diese Aktivierungsübungen bereiten die Muskeln auf die kommenden

Bewegungen vor.

*5. **Erwärmen Sie Ihre Hände:*** Reiben Sie Ihre Hände gegeneinander, um Wärme zu erzeugen. Dies hilft, die Durchblutung in Ihren Händen zu erhöhen, bevor Sie die Massagetechniken auf Ihr Gesicht anwenden.

Vergessen Sie nicht das Warm-up!

Wie im Fitnessstudio sollten Sie das Gesichtsmuskeltraining mit einer „Aufwärmübung“ beginnen. Gönnen Sie Ihrem Gesicht eine kleine Massage, indem Sie sanft mit den Fingerkuppen von oben nach unten über Ihr Gesicht klopfen. Dies regt die Durchblutung an und bereitet Ihre Gesichtsmuskeln auf das Training vor. Wenn Sie während der Übungen Ihre Haut zusätzlich pflegen möchten, können Sie Seren oder leichte Feuchtigkeitscremes verwenden. Gönnen Sie Ihrer Haut zum Beispiel ein erfrischendes Hyaluron Serum, um ihr zusätzliche Feuchtigkeit zu spenden und sie strahlend zu halten.

Und dann können wir auch schon mit der ersten Übung starten. Machen Sie sich bereit, Ihre Gesichtsmuskeln zu aktivieren und Ihr Gesicht in Bestform zu bringen!

Grundübungen des Gesichtsyogas

Jetzt, da Sie sich auf das Gesichtsyoga vorbereitet haben, ist es Zeit, in die Grundübungen einzutauchen. Diese Übungen bilden das Fundament für Ihre Praxis und helfen Ihnen dabei, Ihre Gesichtsmuskeln zu stärken, die Durchblutung zu verbessern und ein jugendlicheres Aussehen zu erzielen. Lassen Sie uns mit den Grundübungen beginnen:

Die Löwenpose (Simhasana)

Die Löwenpose ist eine wunderbare Übung, um Spannungen im Gesicht und im Nacken abzubauen. Setzen Sie sich bequem hin, öffnen Sie Ihren Mund weit und strecken Sie Ihre Zunge heraus. Während Sie die Zunge herausstrecken, ziehen Sie Ihre Augenbrauen nach oben und öffnen Sie Ihre Augen weit. Halten Sie diese Pose für ein paar Sekunden und entspannen Sie sich dann. Wiederholen Sie die Übung 5-10 Mal.

Die Kusspose (Matsyasana)

Die Kusspose hilft dabei, die Muskeln um die Lippen und Wangen zu stärken und zu straffen. Pfeifen Sie mit geschlossenem Mund, um eine Kussbewegung zu simulieren. Halten Sie diese Pose für einige Sekunden, entspannen Sie sich und wiederholen Sie sie 10 Mal.

Die Zornesfalte-Glättung

Legen Sie Ihre Zeigefinger horizontal über Ihre Augenbrauen und drücken Sie sanft nach außen. Gleichzeitig versuchen Sie, Ihre Augenbrauen nach unten zu ziehen. Halten Sie diese Position für 10 Sekunden und entspannen Sie sich dann. Wiederholen Sie die Übung 5-7 Mal. Diese Übung hilft dabei, die Muskeln um die Stirnfalten zu entspannen und die Durchblutung zu fördern.

Die Nasenmassage

Mit Daumen und Zeigefinger drücken Sie sanft die Seiten Ihrer Nase zusammen und massieren sie in kreisenden Bewegungen. Fahren Sie fort, die Massage für etwa eine Minute durchzuführen. Diese Übung fördert die Durchblutung und kann die Nasenkonturen definieren.

Der Fischmund

Runden Sie Ihre Lippen, als würden Sie einen Fischmund machen, und halten Sie diese Position für 5-10 Sekunden. Entspannen Sie sich und wiederholen Sie die Übung mehrmals. Dies hilft dabei, die Muskeln um die Lippen zu stärken und kann das Aussehen der Lippen voller machen.

Denken Sie daran, dass Gesichtsyoga Spaß machen soll! Experimentieren Sie mit den Übungen und finden Sie heraus, welche Ihnen am besten gefallen und welche Ergebnisse Sie erzielen. Je mehr Sie üben, desto besser werden Sie darin und desto mehr werden Sie die Vorteile des Gesichtsyogas in Ihrem Gesicht und Ihrem Wohlbefinden spüren.

Intensivere Übungen für das Gesichtsyoga

Wenn Sie bereits mit den Grundübungen des Faceyogas vertraut sind, ist es nun an der Zeit, Ihre Praxis auf die nächste Stufe zu bringen! Hier sind einige fortgeschrittene Übungen, die Ihnen helfen können, Ihre Gesichtsmuskeln weiter zu stärken, die Durchblutung zu verbessern und ein jugendliches Aussehen zu fördern.

Der Löwenblick

Setzen Sie sich aufrecht hin und öffnen Sie Ihre Augen weit. Schauen Sie nach oben und ziehen Sie Ihre Augenbrauen nach unten, so dass sich Falten auf Ihrer Stirn bilden. Halten Sie diese Pose für einige Sekunden und entspannen Sie sich dann. Wiederholen Sie dies 5-7 Mal. Der Löwenblick hilft dabei, die Augenmuskulatur zu stärken und die Durchblutung in der Augenpartie zu verbessern.

Die Wangenpumpe

Blasen Sie Ihre Wangen auf und halten Sie diese Position für 5 Sekunden. Entspannen Sie sich und wiederholen Sie die Übung mehrmals. Dies ist eine großartige Übung, um die Wangenmuskeln zu stärken und ihnen ein volleres Aussehen zu verleihen.

Die Kinnlift-Übung

Setzen Sie sich aufrecht hin und neigen Sie Ihren Kopf nach hinten, so dass Ihr Kinn zur Decke zeigt. Schließen Sie Ihre Lippen fest und halten Sie diese Position für 5

Sekunden. Entspannen Sie sich und wiederholen Sie die Übung mehrmals. Diese Übung hilft dabei, die Muskeln im Kinn- und Halsbereich zu stärken und das Doppelkinn zu reduzieren.

Der Augenbrauenlift

Legen Sie Ihre Zeigefinger auf Ihre Augenbrauen und heben Sie diese sanft an. Halten Sie diese Position für einige Sekunden und entspannen Sie sich dann. Wiederholen Sie die Übung 5-7 Mal. Dies hilft dabei, die Augenbrauenmuskeln zu stärken und das Aussehen der Augenbrauen zu verbessern.

Die Zungenspitzenübung

Drücken Sie Ihre Zungenspitze fest gegen den Gaumen und halten Sie diese Position für einige Sekunden. Entspannen Sie sich und wiederholen Sie die Übung mehrmals. Dies stärkt die Muskeln im Mund- und Kieferbereich und kann dazu beitragen, das Aussehen der Wangen zu verbessern.

Diese intensiveren Übungen können Ihnen dabei helfen, Ihre Gesichtsmuskeln weiter zu stärken und die gewünschten Ergebnisse zu erzielen. Denken Sie daran, während der Übungen sanft zu sein und niemals Schmerzen zu verursachen. Genießen Sie den Prozess und beobachten Sie, wie sich Ihr Gesicht und Ihr Wohlbefinden entwickeln.

Die Verbindung von Atem und Bewegung

Atem und Bewegung sind wie zwei beste Freunde, die sich perfekt ergänzen. Wenn es um Gesichtsyoga geht, ist diese Symbiose von großer Bedeutung. Durch das bewusste Ein- und Ausatmen während der Übungen können Sie die Effekte des Gesichtsyogas maximieren und eine tiefe Verbindung mit Ihrem Körper herstellen.

Die Atemtechnik beim Gesichtsyoga

Beginnen Sie Ihre Gesichtsyoga-Praxis, indem Sie sich auf eine bequeme Sitzposition einstellen. Schließen Sie Ihre Augen und nehmen Sie sich einen Moment, um Ihre Atmung zu beobachten. Fühlen Sie, wie der Atem in Ihren Körper strömt, wie er Ihre Lungen füllt und wieder sanft ausströmt. Lassen Sie den Atem frei fließen und beobachten Sie, wie er sich mit jedem Ein- und Ausatmen verändert.

Während Sie die verschiedenen Gesichtsyoga-Übungen durchführen, ist es wichtig, Ihre Atmung bewusst zu führen und sie mit den Bewegungen zu synchronisieren. Bei den Dehnungen und Kontraktionen der Gesichtsmuskeln atmen Sie tief ein und spüren Sie, wie sich Ihr Körper mit Energie und Sauerstoff füllt. Bei der Entspannung und Freigabe der Muskeln atmen Sie aus und lassen Sie los.

Die Atem-Bewegungs-Routine

Sie können auch eine Atem-Bewegungs-Routine in Ihre Gesichtsyoga-Praxis integrieren. Beginnen Sie mit einer tiefen Einatmung und öffnen Sie sanft Ihren Mund. Bei der Ausatmung schließen Sie Ihren Mund und entspannen Sie Ihre Gesichtsmuskeln. Wiederholen Sie diese Atemübung mehrmals, während Sie Ihre Übungen durchführen.

Spüren Sie die Verbindung von Atem und Bewegung, wie sie Ihr Gesicht und Ihren Körper in Einklang bringt. Die Verbindung von Atem und Bewegung im Faceyoga ist wie ein sinnliches Tanzspiel zwischen Körper und Geist. Es erlaubt Ihnen, Ihre Praxis auf eine tiefere Ebene zu bringen und eine harmonische Verbindung zu schaffen. Lassen Sie den Atem Ihren Körper durchströmen, während Sie Ihre Gesichtsmuskeln stärken und entspannen. Genießen Sie dieses innige Wechselspiel und spüren Sie, wie sich Ihr Wohlbefinden auf natürliche Weise verbessert. Einatmen. Ausatmen. Strahlen.

Gesichtsyoga gegen spezifische Gesichtsprobleme

Sobald sich die Elastizität Ihrer Haut verringert und Sie mit unschönen Tränensäcken und Falten konfrontiert werden, gibt es eine Geheimwaffe, die Ihnen helfen kann - das Gesichtsyoga! Setzen Sie Ihr Gesicht in den Workout-Modus und bekämpfen Sie Falten und Tränensäcke mit Leichtigkeit. Also, lassen Sie uns Ihrem Spiegelbild ein begeistertes „Hallo, jugendliches Aussehen!" entlocken. Es ist an der Zeit, Ihre Haut wieder zum Strahlen zu bringen und die Welt mit einem frischen, verjüngten Gesicht zu erobern!

Gesichtsyoga gegen Tränensäcke

Tränensäcke kennt jeder und können durch Faktoren wie Alter, Flüssigkeitsretention und Schlafmangel verursacht werden. Eine der Übungen, die helfen kann, Tränensäcke zu reduzieren, ist die folgende:

Augenringe-Übung: Schließen Sie die Augen und heben Sie die Augenbrauen so hoch wie möglich, um die Augenlider zu straffen. Halten Sie diese Position für 10 Sekunden und entspannen Sie dann. Wiederholen Sie diese Übung 10 Mal.

Gesichtsyoga gegen Falten

Falten sind eine natürliche Folge des Alterns und können auch durch wiederholte Gesichtsbewegungen, Sonneneinstrahlung und Rauchen verstärkt werden.

Einige Übungen zur Reduzierung von Falten könnten sein:

Löwenpose: Öffnen Sie Ihren Mund weit und strecken Sie Ihre Zunge so weit wie möglich heraus, als ob Sie versuchen würden, das Kinn zu berühren. Halten Sie diese Position für einige Sekunden und wiederholen Sie die Übung mehrmals. Dies hilft, Falten im unteren Gesichtsbereich zu straffen.

Stirnglätter: Platzieren Sie beide Zeigefinger horizontal über die Stirn in Höhe der Augenbrauen. Ziehen Sie die Haut sanft nach unten, während Sie versuchen, die Augenbrauen nach oben zu ziehen. Dies strafft die Stirnmuskeln und hilft, Stirnfalten zu reduzieren.
Um die besten Ergebnisse zu erzielen, sollten Sie versuchen, diese Übungen mehrmals pro Woche in Ihre Routine zu integrieren. Mit der Zeit können Sie eine Verbesserung der Festigkeit und des Tonus Ihrer Haut bemerken, was zur Reduzierung von Tränensäcken und Falten beitragen kann.

Gesichtsyoga für straffere Haut und ein verbessertes Hautbild

Wangenstraffer: Begeben Sie sich in eine sitzende oder stehende Position und blasen Sie Ihre Wangen auf, als ob Sie Luft in den Mund saugen würden. Halten Sie diese Position für einige Sekunden und lassen Sie dann die Luft langsam durch den Mund entweichen. Wiederholen

Sie diese Übung mehrmals, um die Wangenmuskulatur zu stärken und die Haut zu straffen.

Kieferstraffer: Schließen Sie Ihren Mund und bewegen Sie Ihren Unterkiefer vor und zurück. Wiederholen Sie diese Übung mehrere Male, um die Muskulatur rund um den Unterkiefer zu stärken und das Durchhängen der Haut in diesem Bereich zu reduzieren.

Verbesserte Durchblutung ist ein Schlüssel zu einer gesünder aussehenden Haut, und Gesichtsyoga kann dazu beitragen, die Durchblutung im Gesicht zu verbessern. Hier sind einige Übungen, die dazu beitragen können:

Gesichtsverjüngung: Öffnen Sie Ihren Mund weit und strecken Sie Ihre Zunge heraus, so weit Sie können. Halten Sie diese Position für einige Sekunden und wiederholen Sie die Übung mehrmals.

Atemübung: Atmen Sie tief durch die Nase ein und atmen Sie langsam durch den Mund aus, während Sie Ihre Lippen so formen, als ob Sie pfeifen würden. Wiederholen Sie diese Übung mehrere Male. Diese tiefe Atmung kann dazu beitragen, die Durchblutung zu fördern und Stress und Spannungen abzubauen, was zu einer gesünder aussehenden Haut beitragen kann.

Mit der Zeit und regelmäßiger Praxis können die Übungen dazu beitragen, die Haut straffer und fester zu machen und das gesamte Hautbild zu verbessern.

Jeder Mensch ist einzigartig und die Ergebnisse können variieren, aber viele Menschen berichten von positiven Veränderungen in ihrem Gesichtsausdruck und ihrem Hautbild nach mehreren Wochen regelmäßiger Übung.

Es ist auch wichtig, eine gesunde Lebensweise zu pflegen, einschließlich einer ausgewogenen Ernährung, ausreichender Flüssigkeitszufuhr und genügend Schlaf, da all diese Faktoren dazu beitragen, das Hautbild zu verbessern und die Haut gesund zu erhalten. Gesichtsyoga ist eine natürliche und gesunde Methode zur Verbesserung des Hautbildes, aber es sollte als Teil eines ganzheitlichen Hautpflege- und Wellness-Programms betrachtet werden, nicht als Ersatz dafür.

Gesichtsyoga für mehr Ausstrahlung

Ausstrahlung ist mehr als nur eine äußerliche Erscheinung. Es handelt sich dabei um eine Kombination aus innerem Wohlbefinden, Selbstvertrauen und physischer Gesundheit, die sich in unserem Gesicht widerspiegelt. Sie können Ihre Wangen anheben, die Stirn entspannen und Ihre Augenpartie stärken - alles, um Ihrem Gesicht mehr Vitalität und Lebendigkeit zu verleihen.

Und das Beste daran? Sie können Gesichtsyoga überall und jederzeit praktizieren - in Ihrem eigenen Zuhause, im Büro oder sogar im Park. Nehmen Sie sich einfach ein paar Minuten Zeit für sich selbst und verwöhnen Sie Ihr Gesicht mit dieser erfrischenden Übungsroutine.

Also, worauf warten Sie noch?

Strahlende Augen: Setzen Sie sich bequem hin und schließen Sie Ihre Augen. Bewegen Sie Ihre Augen unter den geschlossenen Lidern in alle Richtungen, so weit wie möglich, ohne den Kopf zu bewegen. Diese Übung stärkt die Augenmuskulatur und kann dazu beitragen, die Augen lebendiger und strahlender wirken zu lassen.

Glowing Skin: Begeben Sie sich in eine entspannte Position und legen Sie Ihre Fingerspitzen auf Ihre Stirn. Streichen Sie mit sanftem Druck von der Mitte Ihrer Stirn zu den Seiten hin aus und wiederholen Sie diese Bewegung mehrmals. Diese Massage fördert die Durchblutung und kann dazu beitragen, die Haut strahlender und frischer aussehen zu lassen.

Lächel-Übung: Lächeln Sie so breit wie möglich, ohne die Zähne zu zeigen. Halten Sie das Lächeln für einige Sekunden, entspannen Sie sich dann und wiederholen Sie die Übung mehrmals. Diese Übung stärkt die Muskeln um den Mund und kann dazu beitragen, das Gesicht strahlender wirken zu lassen.

Entspannungsübung: Setzen Sie sich bequem hin und schließen Sie die Augen. Atmen Sie tief ein und aus und konzentrieren Sie sich auf das Gefühl der Entspannung, das sich in Ihrem Gesicht ausbreitet. Diese Übung kann dazu beitragen, Spannungen im Gesicht abzubauen und ein Gefühl der Ruhe und des Wohlbefindens zu fördern, das zur Ausstrahlung beiträgt.

Gesichtsyoga ist eine wunderbare Methode, um die natürliche Ausstrahlung zu fördern. Mit regelmäßiger Praxis können Sie feststellen, dass Ihr Gesicht frischer, lebendiger und strahlender wirkt. Denken Sie daran, sich die Zeit zu nehmen, um die Übungen langsam und achtsam auszuführen.

Übungen für spezifische Bereiche des Gesichts

Jeder Teil unseres Gesichts hat Muskeln, die bei speziellen Übungen angesprochen und gestärkt werden können. Im Folgenden finden Sie Übungen für verschiedene Bereiche Ihres Gesichts, um dessen Aussehen und Gefühl zu verbessern.

Stirnbereich

Stirnfaltenglättung: Legen Sie Ihre Fingerspitzen auf die Stirn und ziehen Sie sie sanft nach außen. Wiederholen Sie diesen Vorgang 10 Mal. Diese Übung hilft, die Stirnmuskeln zu straffen und Falten zu reduzieren.

Eine weitere Übung ist diese: Setzen Sie Ihren Ringfinger an den Anfang Ihrer Augenbraue und Ihren Mittelfinger an die höchste Stelle der Augenbraue. Ziehen Sie sanft die Haut nach unten, während Sie die Augenbrauen nach oben schieben.

Diese Bewegung aktiviert und strafft die Muskeln Ihrer Stirn. Durch den sanften Zug nach unten und das Anheben der Augenbrauen wird die Haut gestrafft und Falten können minimiert werden. Wenn Sie diese Übung regelmäßig ausführen, können Sie eine straffere Stirnpartie und ein reduziertes Erscheinungsbild von Falten im Stirnbereich erreichen.

Variante 2: Positionieren Sie Ihren Zeigefinger am Anfang einer Augenbraue, Ihren Mittelfinger zwischen den Augenbrauen und Ihren Ringfinger an der anderen Augenbraue. Mit leichtem Druck schieben Sie die Fingerkuppen fächerartig nach oben und wiederholen dies 15 Mal.

Diese Übung fördert die Durchblutung und Aktivierung der Muskeln in der Stirnregion. Durch den sanften Druck und die wiederholte Bewegung werden die Muskeln gestärkt und die Haut gestrafft. Mit regelmäßiger Anwendung können Sie eine straffere und glattere Stirnpartie erzielen.

Der Stirnheber

Dies ist eine Übung, die die Schädelmuskeln stärkt und das Gesicht jünger und strahlender aussehen lässt. Wenn diese Muskeln nicht trainiert werden, sinken sie nach unten und ziehen die kleineren Muskeln mit sich. Der Stirnheber gleicht horizontale Linien auf der Stirn und Fältchen zwischen den Augenbrauen aus. Er hebt auch die oberen Augenlider und bekämpft Schlupflider. Die Übung verbessert die Durchblutung im Schädelbereich und wirkt bis ins Gehirn und wichtige Drüsen wie den Hypothalamus, die Hypophyse und die Zirbeldrüse. Sie kann auch Kopfschmerzen lindern.

Die Übung wird ausgeführt, indem man die flache Hand quer auf die entspannte Stirn legt. Der kleine Finger und der untere Teil des Handballens bedecken die Augenbrauen und den Bereich zwischen den Brauen. Dann schaut man mit den Augen nach unten und lässt die Stirnmuskeln folgen. Gleichzeitig drückt man die Hand auf die Stirn nach oben. Es entstehen zwei entgegengesetzte Kräfte - eine, die den Stirnmuskel nach unten zieht, und eine, die von der Hand nach innen und nach oben drückt.

Man kann auch eine zweite Hand zur Hilfe nehmen, um die Intensität der Übung zu erhöhen. Die Schultern und der Nacken sollten entspannt sein, während man tief und gleichmäßig atmet. Bei jeder Wiederholung wechselt man die Hände. Die Übung wird dreimal wiederholt, wobei jede Wiederholung 30 Sekunden lang gehalten wird.

Diese Übung ist eine effektive Möglichkeit, den Stirnbereich zu trainieren und eine strahlende und jugendliche Ausstrahlung zu erzielen.

Um Stirnfalten zu reduzieren, können Sie auch folgende Übung ausführen: Legen Sie beide Hände flach auf die Schläfen und streichen Sie sanft von der Stirn in Richtung Hinterkopf. Wiederholen Sie diese Übung so oft wie es Ihnen angenehm ist.

Diese Übung kann dazu beitragen, die Muskeln in der Stirnregion zu entspannen und Spannungen zu lösen, was zu einer Verringerung von Stirnfalten führen kann. Es ist eine einfache und effektive Methode, um das Erscheinungsbild der Denkerstirn zu verbessern.

Stirnspanner

Platzieren Sie Ihre Hände sanft auf Ihre Stirn und ziehen Sie sie leicht nach oben. Senken Sie Ihren Blick nach unten, um eine Spannung in Ihrer Stirn zu erzeugen, achten Sie jedoch darauf, dass sich keine Falten zwischen Ihren Augenbrauen bilden. Zählen Sie bis zehn, lassen Sie die Spannung los und richten Sie Ihren Blick wieder geradeaus. Wiederholen Sie diese Übung insgesamt sechsmal, um Ihre Stirnmuskeln zu trainieren und zu entspannen.

Augenbereich

Augenöffner: Schließen Sie Ihre Augen fest und öffnen Sie sie dann weit. Wiederholen Sie dies 10 Mal. Diese Übung hilft, die Augenmuskulatur zu stärken und die Augen lebendiger wirken zu lassen.

Brille: Um die Augenpartie zu straffen, können Sie mit Daumen und Zeigefinger eine Art „Brille“ um Ihre Augen formen. Positionieren Sie Ihre Zeigefinger unterhalb der Brauen und die Daumen auf den Wangenknochen.

Sanft, aber mit leichtem Druck, schieben Sie die Haut nach oben und unten. Dann öffnen Sie Ihre Augen weit und blinzeln mehrmals hintereinander. Lassen Sie Ihre Hände los und spüren Sie den Effekt. Wiederholen Sie diese Gesichtsgymnastik gegen Falten etwa vier- bis sechsmal, um die Muskeln um Ihre Augen zu trainieren und eine straffere Augenpartie zu fördern.

Um einen offenen und strahlenden Blick zu bekommen, können Sie folgende Übung ausprobieren: Legen Sie Ihre Hände über Ihre Augen, wobei der Mittelfinger auf Ihre Augenbrauen und der Zeigefinger unterhalb Ihres unteren Lids platziert wird. Üben Sie dabei einen sanften Druck aus, um die Augenpartie zu öffnen und auseinanderzuziehen. Halten Sie diese Position für fünf Sekunden und wiederholen Sie die Übung mehrmals.

Diese lustige und entspannende Übung hilft dabei, die Spannung in den Augenmuskeln zu lösen, die Durchblutung in der Augenpartie zu verbessern und Ihren Blick wacher und strahlender wirken zu lassen. Gönnen Sie Ihren Augen eine kleine Auszeit und geben Sie ihnen das besondere Extra an Aufmerksamkeit, das sie verdienen. Mit dieser Übung können Sie Ihren Blick verjüngen und Ihre Augenpartie erfrischen.

Große Augen

Halten Sie Ihr Kinn im rechten Winkel zum Hals und öffnen Sie Ihre Augen so weit wie möglich, ohne dabei die Augenbrauen zu heben. Halten Sie diese Position für 3 Sekunden und entspannen Sie dann, indem Sie Ihre Augen schließen. Wiederholen Sie dies 5 Mal. Anschließend blinzeln Sie 10 Mal im Sekundentakt.

Öffnen Sie Ihre Augen weit, ohne dabei die Augenbrauen zu heben. Halten Sie sie für 3 Sekunden und entspannen Sie zwischendurch. Wiederholen Sie die Übung 5 Mal. Dann drehen Sie Ihre Pupille mit offenen Augen im Uhrzeigersinn und folgen Sie dem Uhrzeiger von 12 Uhr über 3 Uhr, 6 Uhr bis 9 Uhr. Wiederholen Sie dies 7 Mal.

Augenfalten reduzieren

Legen Sie Ihre Zeige- und Mittelfinger auf Ihre Schläfen. Blinzeln Sie nun abwechselnd mit dem linken und rechten Auge für etwa zehn Sekunden. Nach einer kurzen Pause wiederholen Sie die Übung. Führen Sie sie insgesamt fünfmal durch. Nehmen Sie sich am besten jeden Tag Zeit für diese kleine Zeremonie, zum Beispiel nach dem Zähneputzen am Morgen.

Augenringe wegklopfen

Legen Sie Ihre Zeige- und Mittelfinger sanft auf die Innenseite Ihrer Augenhöhle und üben Sie leichten Druck aus. Halten Sie diese Position für 5 bis 10 Sekunden. Anschließend beginnen Sie, die Augenpartie leicht zu klopfen. Bewegen Sie Ihre Finger von innen nach außen und zeichnen Sie kreisförmige Bewegungen bis über Ihre Augenbrauen. Wiederholen Sie dies 10 bis 15 Mal, um Ihre Augenringe zu reduzieren. Durch das sanfte Klopfen wird die Blutzirkulation in diesem Bereich angeregt, was zu einer verbesserten Durchblutung führt. Dadurch können Augenringe gemildert werden und die Haut in der Augenpartie wirkt revitalisiert und jugendlicher. Diese Klopfbewegung trägt dazu bei, Ihre Augenpartie gesund und strahlend aussehen zu lassen.

Wangenbereich

Wangenpumper: Lächeln Sie breit, ohne Ihre Zähne zu zeigen, und saugen Sie dann Ihre Wangen gegen die Zähne. Halten Sie diese Position für 5 Sekunden, entspannen Sie sich und wiederholen Sie die Übung 10 Mal. Dies stärkt die Wangenmuskulatur und gibt ihnen ein volleres Aussehen.

Wangenstraffer: Um Ihre Wangen zu straffen, können Sie folgende Übung ausprobieren: Blasen Sie Ihre Wangen auf und schieben Sie die Luft einige Male von rechts nach links.

Entspannen Sie anschließend Ihren Mund und lassen Sie locker. Wiederholen Sie diese Übung etwa sechs- bis zehnmal.

Für den zweiten Teil der Übung blasen Sie erneut Ihre Wangen auf. Klopfen Sie nun sanft mit Ihren flachen Fingern auf Ihre Wangen und lassen Sie die Luft langsam entweichen. Führen Sie diese Übung ebenfalls sechs- bis zehnmal durch und entspannen Sie Ihr Gesicht danach. Dadurch können Sie Ihre Wangenmuskeln trainieren und für eine straffere Erscheinung sorgen.

Eine weitere effektive Methode, um Ihren Wangen einen erfrischenden Boost zu verleihen und ein strafferes und frischeres Aussehen zu erzielen, ist die gezielte Massage mit den Zeigefingern. Formen Sie Ihre Finger zu einem C und massieren Sie sanft die Haut von den Nasenflügeln in Richtung der Ohren. Achten Sie darauf, nicht zu viel Druck auszuüben. Nach einigen Wiederholungen werden Sie bemerken, wie Ihre Wangen rosig und praller aussehen. Diese einfache Übung kann dazu beitragen, die Durchblutung zu verbessern und die Spannkraft der Haut zu erhöhen, was zu einem strafferen und vitaleren Erscheinungsbild führt.

Mund- und Lippenbereich

Schmollmund- und Lächel-Übung: Machen Sie einen Schmollmund, halten Sie diese Position für 5 Sekunden, lächeln Sie dann breit, halten Sie diese Position für 5 Sekunden und entspannen Sie sich. Wiederholen Sie dies 10 Mal. Diese Übung stärkt die Muskeln um den Mund und gibt den Lippen ein volleres Aussehen.

Für prallere Lippen können Sie folgende Übung ausprobieren: Legen Sie einen Korken zwischen Ihre Lippen oder alternativ auch zwei Finger.

Drücken Sie Ihre Lippen so fest wie möglich zusammen und halten Sie die Spannung für etwa zehn Sekunden. Lassen Sie dann wieder locker. Wiederholen Sie diese Übung je nach Körpergefühl etwa sechs- bis zehnmal. Dadurch können Sie Ihre Lippenmuskeln trainieren und für ein pralleres Erscheinungsbild sorgen.

Eine weitere Übung für vollere Oberlippen besteht darin, die Daumen in den Mund zu schieben und die Oberlippe von innen damit zu halten. Gleichzeitig halten Sie die Oberlippe von außen mit den Zeigefingern, nahe der Mitte des Mundes.

Dann ziehen Sie die Oberlippe etwa fünf Millimeter auseinander, halten sie mit den Fingern fest und spitzen die Lippen.

Für eine straffe Mund-Partie:

Spitzen Sie Ihre Lippen, als würden Sie pfeifen wollen. Pressen Sie sie fest aufeinander und halten Sie die Spannung für etwa fünf Sekunden. Lassen Sie dann locker und entspannen Sie Ihre Muskeln.

Legen Sie Ihre Oberlippe über Ihre Unterlippe. Spannen Sie die Mundpartie an und halten Sie die Position kurz.

Pressen Sie Ihre Lippen fest aufeinander und spüren Sie die Spannung. Halten Sie die Position für acht Sekunden und wiederholen Sie sie noch einmal.

Um gegen ein Doppelkinn anzugehen, können Sie folgende Gesichtsyoga-Übung ausführen: Setzen Sie sich aufrecht hin und legen Sie Ihre Faust unter Ihr Kinn. Achten Sie darauf, dass Ihr Kinn dabei nicht zu hoch gehalten wird. Öffnen Sie nun Ihren Unterkiefer und drücken Sie gleichzeitig mit der Faust gegen Ihr Kinn. Halten Sie die Spannung für etwa sechs bis zehn Sekunden. Senken Sie danach Ihren Kopf und entspannen Sie sich kurz, bevor Sie die Übung weitere vier- bis sechsmal wiederholen. Diese Übung ist nicht nur effektiv gegen ein Doppelkinn, sondern eignet sich auch hervorragend zur Entspannung des Kieferbereichs.

Um Falten an der Oberlippe zu reduzieren, können Sie folgende Übung durchführen: Pressen Sie Ihre Lippen wieder fest aneinander und formen Sie Ihre Hände zu einer leichten Faust. Streichen Sie nun mit Ihrem Zeigefinger sanft von der Oberlippe nach unten zu den Seiten hinweg. Wiederholen Sie diese Übung mehrmals.

Diese Übung kann dazu beitragen, die Muskeln um die Oberlippe zu straffen und die Durchblutung in diesem Bereich zu verbessern. Durch regelmäßiges Training können Falten an der Oberlippe verringert werden und die Lippen wirken praller und jugendlicher.

Für kräftige Lippen

Stärken Sie Ihre Wangenmuskulatur und erzielen Sie straffere Wangen mit der Lippenstärker-Übung. Diese Übung aktiviert den Buccinator- und den Risorius-Muskel sowie den Rundmuskel um den Mund und die Mundwinkel. Durch regelmäßiges Training können Sie Lachfalten und Fältchen um den Mundbereich reduzieren. Gleichzeitig wird die Durchblutung Ihrer Lippen verbessert, wodurch sie mehr Volumen erhalten.

Beginnen Sie, indem Sie Ihren Mund öffnen und Ihre Zeige- und Mittelfinger an die Innenwände Ihrer Wangen legen. Ziehen Sie Ihre Finger sanft nach außen in Richtung Ihrer Ohren, während Sie versuchen, Ihren Mund zu schließen. Spüren Sie die Spannung in Ihren Wangen, während Sie diese Bewegung ausführen. Halten Sie die Spannung für einige Sekunden und schließen Sie dann Ihre Augen, während Sie tief und gleichmäßig durch die Nase ein- und ausatmen. Halten Sie die Übung für etwa 30 Sekunden und wiederholen Sie sie insgesamt 3 Mal. Achten Sie darauf, dass Sie während der Übung Ihre restlichen Gesichtsmuskeln entspannen, insbesondere im Augen- und Stirnbereich, um zusätzliche Falten zu vermeiden. Vermeiden Sie es, Ihre Schultern hochzuziehen, und konzentrieren Sie sich auf bewusstes, tiefes Atmen.

Für einen schönen Mund

Um einen schönen Mund zu erhalten, können Sie folgende Übungen ausführen:

Übung 1:

a) Drücken Sie Ihre Lippen fest zusammen. Ziehen Sie dann Ihre Lippen 10- bis 20-mal nach oben in Richtung Ihrer Nase und nach unten zum Kinn. Entspannen Sie anschließend Ihre Lippen. Klopfen Sie sanft auf die Mundpartie.

b) Ziehen Sie Ihre Lippen mehrmals nach oben und unten. Bewegen Sie dann Ihre Mundwinkel einige Male nach rechts und links zur Seite.

Übung 2:

Schließen Sie Ihren Mund zu einem Kussmund und führen Sie mit den gespitzten Lippen kleine und große Kreise aus. Wechseln Sie dabei ab zwischen links- und rechtsherum.

Gegen Nasolabialfalten

Um Nasolabialfalten entgegenzuwirken und die Haut in diesem Bereich zu straffen, können Sie eine spezielle Übung durchführen. Platzieren Sie Ihre Finger neben den Nasenflügeln und beginnen Sie, mit den Fingerkuppen von innen nach außen zu „laufen“ und dabei die Haut sanft zu massieren. Sie können während der Übung auch mit Ihren Händen auf und ab wandern, um zusätzlich die Mundpartie zu straffen. Durch diese Massagebewegung wird die Durchblutung angeregt und die Muskulatur gestärkt, was zur Reduzierung der Nasolabialfalten beitragen kann. Führen Sie diese Übung regelmäßig aus, um beste Ergebnisse zu erzielen.

Kiefer und Halsbereich

Kieferfreigabe: Neigen Sie den Kopf nach hinten und bewegen Sie Ihren Unterkiefer vor und zurück. Wiederholen Sie dies 10 Mal. Diese Übung hilft, die Kiefer- und Halsmuskulatur zu straffen und ein Doppelkinn zu reduzieren.

Jede dieser Übungen zielt auf spezifische Gesichtsmuskeln ab, und ihre regelmäßige Praxis kann dazu beitragen, das Aussehen und das Gefühl des jeweiligen Gesichtsbereichs zu verbessern. Zusammen bilden sie ein umfassendes Gesichtsyoga-Programm, das dazu beiträgt, das gesamte Gesicht zu straffen und zu stärken.

Wie bei jeder Art von Übung ist auch hier Kontinuität der Schlüssel zu sichtbaren und dauerhaften Ergebnissen.

Um eine schöne Kinnlinie zu formen, können Sie folgende Übung ausführen: Strecken Sie das Kinn nach vorne und strecken Sie Ihre Zunge so weit wie möglich heraus. Gleichzeitig ziehen Sie mit beiden Händen Ihre Stirn in Richtung Haaransatz.

Bewegen Sie nun abwechselnd Ihre Zunge im gestreckten Zustand nach rechts und links. Sie sollten eine Spannung im Hals spüren. Wiederholen Sie diese Übung mehrmals.

Dies kann helfen, die Muskeln im Kinn- und Halsbereich zu stärken und zur Formung einer schönen Kinnlinie beitragen.

Eine großartige Übung, um Ihre Wangen, Lippen und Ihren Hals zu trainieren, ist der „Kussmund". Dabei formen Sie mit Ihren Lippen einen Kussmund (so spitz wie möglich) und ziehen Ihre Wangen nach innen. Halten Sie diese Position für 60 Sekunden und blasen Sie dann Ihre Wangen mit Luft auf, um in die Gegenposition zu gelangen. Drücken Sie anschließend Ihre Lippen fest aufeinander und halten Sie sie für 20 Sekunden. Entspannen Sie sich kurz und wiederholen Sie die Abfolge insgesamt fünf Mal. Durch regelmäßiges Training dieser Übung können Ihre Muskeln gestärkt werden, was zu strafferen Wangen, volleren Lippen und einem definierteren Hals führen kann. Denken Sie daran, die Übung langsam und kontrolliert auszuführen und sich dabei zu entspannen.

Für ein straffes Kinn

Entspannen Sie Ihre Schultern und lassen Sie sie nach hinten unten fallen. Atmen Sie tief ein und aus und neigen Sie Ihren Kopf nach rechts oder links. Führen Sie dann Ihren Kopf weit nach hinten und halten Sie diese Position für etwa acht Sekunden. Kehren Sie zur Ausgangsposition zurück und wechseln Sie zur anderen Seite. Wiederholen Sie diese Übung mindestens dreimal pro Seite.
Diese Übung ist speziell für das Kinn gedacht und hilft dabei, die Muskulatur im Kinnbereich zu stärken und zu straffen. Durch regelmäßige Wiederholung können Sie dazu beitragen, ein strafferes Erscheinungsbild des Kinns zu erreichen.

Für eine schöne Haut am Hals und Dekolleté

Achten Sie darauf, während dieser Übung eine aufrechte Körperhaltung beizubehalten. In Variante 1 richten Sie Ihr Gesicht nach oben und strecken Ihren Hals lang. Legen Sie Ihre Hände etwa auf Höhe des Schlüsselbeins ab und ziehen Sie die Haut leicht nach unten, um den gesamten Hals zu straffen.

In Variante 2 strecken Sie Ihren Hals nach oben und drehen Ihren Kopf vorsichtig zur linken Seite. Strecken Sie Ihre Zunge heraus. Sie sollten dabei eine Zugspan-

nung auf der rechten Seite des Halses spüren. Halten Sie kurz inne und wechseln Sie dann zur anderen Seite.
Diese Übungen helfen, die Muskulatur im Hals- und Dekolletébereich zu stärken und die Haut straffer erscheinen zu lassen. Wiederholen Sie sie regelmäßig, um beste Ergebnisse zu erzielen.

Gesichtsyoga gegen gesundheitliche Schieflagen

Durch gezielte Übungen können Sie nicht nur Ihre Gesichtszüge aufpolieren, sondern auch bestimmte gesundheitliche Probleme mildern. Klingt zu gut, um wahr zu sein?

Zähneknirschen

Zähneknirschen, medizinisch als *Bruxismus* bekannt, ist ein Zustand, bei dem eine Person unbewusst die Zähne zusammenbeißt oder knirscht, oft während des Schlafens. Dies kann zu Zahnschäden, Kieferschmerzen und Kopfschmerzen führen. Gesichtsyoga kann helfen, die Muskulatur zu entspannen und somit das Zähneknirschen zu reduzieren.

Übung gegen Zähneknirschen: Öffnen und schließen Sie den Mund, als würden Sie gähnen, und halten Sie den Mund in der weitesten geöffneten Position für 5 Sekunden. Wiederholen Sie diese Übung 5-10 Mal. Dies hilft, die Kiefermuskulatur zu entspannen und kann das nächtliche Zähneknirschen reduzieren.

Tinnitus

Tinnitus ist ein Zustand, bei dem eine Person ein konstantes Geräusch im Ohr wahrnimmt, oft als Klingeln oder Summen beschrieben. Obwohl Tinnitus viele Ursachen haben kann, kann Stress eine wichtige Rolle spielen. Da Gesichtsyoga zur Reduzierung von Stress beiträgt, kann es auch helfen, die Symptome von Tinnitus zu lindern.

Übung für Tinnitus: Legen Sie Ihre Zeigefinger auf die Vorderseite der Ohren und bewegen Sie sie in kreisförmigen Bewegungen nach oben und unten. Wiederholen Sie dies 10 Mal. Diese Übung fördert die Durchblutung und Entspannung in der Ohrregion und kann zur Linderung von Tinnitus-Symptomen beitragen.

Es ist wichtig zu beachten, dass Gesichtsyoga eine ergänzende Praxis ist und nicht dazu gedacht ist, die traditionelle medizinische Versorgung zu ersetzen. Wenn Sie unter Zähneknirschen oder Tinnitus leiden, sollten Sie einen Arzt aufsuchen, um sicherzustellen, dass Sie eine umfassende Behandlung erhalten.

Gesichtsyoga für einen entspannten Kiefer und zur Kopfschmerzlinderung

Gesichtsyoga kann auch zur Entspannung des Kiefermuskels und zur Linderung von Kopfschmerzen beitragen, die oft mit Anspannung und Stress in Verbindung gebracht werden. Die nachfolgenden Übungen sind speziell auf diese gesundheitlichen Vorteile ausgerichtet.

Entspannter Kiefer

Ein angespannter Kiefer kann zu einer Vielzahl von Problemen führen, einschließlich Kopfschmerzen, Zähneknirschen und Kiefergelenksschmerzen. Durch die gezielte Entspannung und Stärkung der Kiefermuskulatur kann Gesichtsyoga dazu beitragen, diese Symptome zu lindern.

Übung für einen entspannten Kiefer: Öffnen Sie Ihren Mund weit und atmen Sie tief ein, während Sie ausatmen, schließen Sie Ihren Mund und lassen Sie Ihren Kiefer locker. Wiederholen Sie diese Übung 5 bis 10 Mal. Diese Übung hilft, Spannungen im Kiefer zu lösen und fördert eine allgemeine Entspannung im Gesicht.

Kopfschmerzlinderung

Kopfschmerzen, insbesondere Spannungskopfschmerzen, können oft durch Stress und Muskelverspannungen im Nacken- und Kopfbereich verursacht werden. Gesichtsyoga kann dazu beitragen, diese Spannungen zu lösen und so zur Linderung von Kopfschmerzen beitragen.

Übung zur Kopfschmerzlinderung: Legen Sie Ihre Zeigefinger auf die Schläfen und führen Sie sanfte, kreisförmige Bewegungen durch, während Sie tief ein-

und ausatmen. Wiederholen Sie diese Übung 5 bis 10 Mal. Durch die Förderung der Durchblutung und Entspannung in der Tempelregion kann diese Übung dazu beitragen, Kopfschmerzen zu lindern.

Wenn Sie regelmäßig unter Kopfschmerzen oder Kieferschmerzen leiden, sollten Sie einen Arzt aufsuchen.

Die allgemeinen gesundheitlichen Vorteile von Gesichtsyoga

In der Welt des Yogas und der Wellness steigt die Popularität von Faceyoga stetig an. Und das nicht ohne Grund: Während es uns dabei helfen kann, eine straffere, jugendlichere Haut zu erzielen, gibt es eine Vielzahl von zusätzlichen gesundheitlichen Vorteilen, die sich daraus ergeben können.

Stressabbau

Zuallererst ist Gesichtsyoga eine großartige Möglichkeit, Stress abzubauen. In der heutigen hektischen Welt, in der wir uns oft fühlen wie ein wild gewordener Jongleur auf einem Einrad, bietet Gesichtsyoga eine willkommene Pause - eine kleine Oase der Ruhe. Durch die Konzentration auf die Bewegungen, Atmung und das körperliche Bewusstsein können wir unseren Geist beruhigen und ein Gefühl der Entspannung fördern.

Verbesserte Durchblutung

Gesichtsyoga-Übungen helfen, die Durchblutung in unserem Gesicht zu verbessern. Das ist ein bisschen so, als würde man einen geheimen Schalter für einen natürlichen Glow betätigen. Eine erhöhte Durchblutung trägt dazu bei, Nährstoffe und Sauerstoff zu den Zellen zu transportieren, wodurch unsere Haut strahlender und gesünder aussieht.

Erhöhte Kollagenproduktion

Die sanfte Massage und Stimulation des Gesichts durch Gesichtsyoga können die Kollagenproduktion fördern, ein Protein, das für seine Rolle bei der Aufrechterhaltung der Hautstruktur und Elastizität bekannt ist. Mit zunehmendem Alter nimmt unsere Kollagenproduktion ab, was zu Falten und schlaffer Haut führt. Durch die Förderung der Kollagenproduktion kann Gesichtsyoga die Uhr des Alterns ein wenig zurückdrehen.

Verbesserung der Stimmung

Schließlich, aber sicher nicht weniger wichtig, kann Gesichtsyoga sogar unsere Stimmung verbessern. Forschungen haben gezeigt, dass körperliche Übungen die Produktion von Endorphinen, auch bekannt als „Glückshormone“, fördern können. Durch das Üben von Gesichtsyoga können wir nicht nur ein strahlenderes Aussehen erzielen, sondern auch ein strahlenderes

Innenleben. So wie ein Maler seine Leinwand sorgfältig vorbereitet, bevor er sein Meisterwerk schafft, so bietet uns Gesichtsyoga die Möglichkeit, unserer Haut und unserem Wohlbefinden die gleiche Achtsamkeit und Pflege zu schenken. Mit jedem Atemzug und jeder Bewegung können wir uns selbst ein Stück mehr in Richtung Gesundheit und Harmonie bewegen. Ob wir nun jugendliche Frische anstreben, uns nach Entspannung sehnen oder unser allgemeines Wohlbefinden verbessern möchten, Gesichtsyoga bietet uns die Werkzeuge, um dies auf eine sanfte und natürliche Weise zu erreichen.

Die Integration von Meditation in das Gesichtsyoga

Herzlichen Glückwunsch! Sie haben den heiligen Gral des Gesichtsyogas erreicht: die Integration von Meditation in Ihre Praxis. Diese Kombination ist wie eine göttliche Symbiose, die nicht nur Ihr äußeres Strahlen, sondern auch Ihr inneres Wohlbefinden auf eine neue Ebene hebt. Tauchen wir ein in die faszinierende Welt der meditativen Gesichtsyoga-Praxis!

Die Kunst der Meditation erlernen: Grundlegende Prinzipien

Seit Jahrtausenden praktiziert der Mensch die spirituelle Disziplin der Meditation. Während wir oft ihre Wurzeln im fernen Osten suchen, wurden auch im Christentum seit Jahrhunderten meditative Formen angewandt. Meditation existiert in verschiedenen Formen, die sich sowohl äußerlich als auch in ihrer inneren Geisteshaltung unterscheiden. In Bezug auf die äußere Erscheinung lassen sich zwei Hauptarten von Meditation unterscheiden:

Kontemplative Meditation: Der Meditierende sitzt, manchmal liegt oder steht er auch. In jedem Fall bleibt er ruhig und bewegungslos, weshalb diese Form als *passive Meditation* bezeichnet wird. Vipassana, Zazen und Samatha-Meditation gehören zu dieser Kategorie. Moderne Achtsamkeitsübungen sind auch von diesen Meditationsformen inspiriert.

Aktive Meditation: Bei dieser Art werden körperliche Übungen ausgeführt, die Stimme genutzt oder Achtsamkeit in Handlungen integriert. Dies umfasst beispielsweise verschiedene Yogaformen, Tantra oder bestimmte Kampfkunststile. Auch bewusstes Gehen oder das Rezitieren von Gebeten und Mantras gehören zur aktiven Meditation.

Trotz der Vielfalt an Meditationsformen ist die Konzentration und Bündelung der Aufmerksamkeit bei allen von zentraler Bedeutung. Der Meditierende kann sich auf verschiedene Objekte konzentrieren, wie den Atem, Gedanken, körperliche Empfindungen und Emotionen, aber auch auf innere Bilder, Geräusche oder Düfte.
Das Ziel besteht darin, den Geist zu fokussieren und zur Ruhe zu bringen. Wer regelmäßig und über einen längeren Zeitraum meditiert, wird von den zahlreichen positiven

Effekten der Meditation profitieren. Dazu zählen eine gestärkte Gesundheit, ein verbessertes Immunsystem, ein reduziertes Stresslevel, ein verbessertes Erinnerungsvermögen, emotionale Ausgeglichenheit und eine bessere Schlafqualität.

Finde deine innere Oase: Der erste Schritt zum Meditieren

Finden Sie einen speziellen Ort für Ihre Meditation. Wählen Sie einen sauberen und angenehmen Raum, der Sie inspiriert und Ihnen ermöglicht, zur Ruhe zu kommen. Achten Sie darauf, dass möglichst wenig äußere Einflüsse vorhanden sind, die Sie während Ihrer Meditation ablenken könnten. Räumen Sie unnötige Gegenstände beiseite und minimieren Sie störende Geräusche.

Natürlich können Sie überall meditieren, auch Ihr Garten oder ein Ort in der Natur bieten sich an. Doch für Ihre regelmäßige Praxis ist es hilfreich, einen festen Platz in Ihrer Wohnung zu haben. Dies schafft eine vertraute Atmosphäre, die Ihre Meditation unterstützt.

Um inneren Frieden zu finden, ist äußere Stille von großer Bedeutung. Stellen Sie sicher, dass Sie während Ihrer Meditationszeit weder von Ihrem Handy noch von anderen Personen gestört werden. Schalten Sie Ihr Telefon aus oder stellen Sie es auf lautlos und bitten Sie Ihre Mitbewohner oder Familienmitglieder, Sie während dieser Zeit nicht zu unterbrechen.

Jetzt sind Sie bereit, Ihre Reise in die Meditation zu beginnen. Tauchen Sie ein in die Stille, spüren Sie Ihren Atem, der sanft ein- und ausströmt, und lassen Sie Ihre Gedanken zur Ruhe kommen. Erlauben Sie sich, diesen wertvollen Moment der Selbstreflexion und inneren Balance zu genießen. Die Welt um Sie herum kann warten, denn jetzt gehört die Zeit ganz Ihnen und Ihrer inneren Entfaltung.

Die richtige Sitzposition

Sie müssen nicht in den klassischen Lotus-Sitz (*auch bekannt als die „Buddha-Haltung"*) schlüpfen, um zu meditieren. Sie können eine beliebige Sitzhaltung wählen, die für Sie bequem ist. Aber es gibt zwei wichtige Faktoren zu beachten: Erstens sollte Ihre Wirbelsäule gerade ausgerichtet und Ihr Rücken schön gerade sein. Vermeiden Sie Buckel und Krummelei! Eine aufrechte Haltung ist der Schlüssel.

Zweitens sollte die gewählte Position bequem genug sein, dass Sie diese mindestens zehn Minuten lang halten können, ohne dass es unbequem wird. Der Lotus-Sitz, der Schneider-Sitz und der Fersensitz sind drei beliebte Sitzpositionen. Aber wenn Sie darin nicht aufrecht sitzen können, kein Problem! Nehmen Sie ein Kissen oder eine zusammengerollte Decke und legen Sie es unter Ihr Hinterteil. Langfristig ist ein spezielles Meditationskissen eine gute Investition. Und wenn der Boden unter Ihnen kalt ist, legen Sie eine Decke, ein Handtuch oder eine

Sitzmatte unter. Keine Sorge, wenn Ihre Füße einschlafen - das passiert jedem von uns! Wenn Sie aus gesundheitlichen Gründen Schmerzen haben oder nicht auf dem Boden sitzen können, kein Problem! Setzen Sie sich einfach auf einen Stuhl. Aber achten Sie darauf, dass Sie sich nicht anlehnen und Ihr Rücken gerade bleibt.

Insgesamt sollte Ihr Körper so entspannt wie möglich sein. Lassen Sie Ihre Schultern locker nach unten fallen, legen Sie Ihre Hände entspannt auf Ihre Knie oder in Ihren Schoß und entspannen Sie alle Muskeln, die Sie nicht für Ihre aufrechte Haltung benötigen - zum Beispiel die Gesichtsmuskeln. Keine Sorgenfalten, nur innere Ruhe!

Jetzt sind Sie bereit, sich bequem niederzulassen und Ihre Meditationsreise zu beginnen. Machen Sie es sich gemütlich, finden Sie Ihre optimale Sitzhaltung und lassen Sie Ihren Körper und Geist zur Ruhe kommen. Es ist Zeit, den Alltag hinter sich zu lassen und die wundervollen Vorteile der Meditation zu entdecken. Los geht's!

Die Meditation

Stellen Sie einen Wecker ein, der Ihnen mit einem sanften Weckton das Ende Ihrer Meditation signalisiert. Beginnen Sie zunächst mit einer Sitzdauer von zehn Minuten und erhöhen Sie diese nach und nach.
Schließen Sie behutsam Ihre Augen.
Atmen Sie bewusst und tief ein und aus, nehmen Sie dabei

fünf achtsame Atemzüge. Spüren Sie, wie Ihr Geist zur Ruhe kommt und Sie sich in Ihrem Körper verankern. Richten Sie nun Ihre gesamte Aufmerksamkeit auf Ihren Atem. Beobachten Sie, wie er auf natürliche Weise fließt. Verfolgen Sie den Weg der Luft von Ihrer Nase bis hinunter in Ihre Lunge. Seien Sie achtsam und nehmen Sie die kleinsten Details wahr: Wie die Luft sanft Ihre Nasengänge und Ihren Rachen berührt, wie sich Ihr Bauch und Ihre Brust beim Einatmen weiten.

Falls Ihre Gedanken abdriften, bringen Sie sanft Ihre Aufmerksamkeit zurück zum Atem. Halten Sie Ihren Fokus darauf gerichtet, sich während der gesamten Meditation auf Ihren Atem zu konzentrieren. Tauchen Sie tief ein in die rhythmischen Bewegungen Ihres Atems und lassen Sie sich von nichts anderem ablenken.

Erfahren Sie die tiefe Ruhe und Gelassenheit, die sich durch diese bewusste Atemmeditation in Ihnen ausbreitet und spüren Sie, wie Ihr Geist zur Ruhe kommt. Genießen Sie diesen Moment der vollkommenen Präsenz und lassen Sie alle anderen Gedanken und Sorgen los. Sie befinden sich jetzt in Ihrem eigenen meditativen Universum.

Richtig aufwachen

Lassen Sie sich nicht von Ihrem Wecker aus der Meditation herausreißen! Versuchen Sie stattdessen, die entspannte Zen-Atmosphäre auch in Ihren kommenden

Handlungen aufrechtzuerhalten. Bleiben Sie mit Ihrem Atem verbunden, während Sie behutsam Ihre Augen öffnen und sich langsam aus der Meditation zurückziehen.

Achten Sie darauf: Wenn Ihre Beine oder Füße eingeschlafen sind, lösen Sie zuerst Ihre Sitzposition und gönnen Sie ihnen einen Moment der Entspannung. Stehen Sie erst auf, wenn Sie Ihre Gliedmaßen wieder normal spüren können. Nehmen Sie sich die Zeit, um sich sanft und behutsam aus der Meditation zu verabschieden.

Beim Meditieren kann es anfangs passieren, dass Ihre Aufmerksamkeit immer wieder von vorbeiziehenden Gedanken unterbrochen wird. Aber keine Sorge, das ist ganz normal und geschieht jedem, der das Meditieren erlernen möchte.Wichtig ist, dass Sie das nicht als Scheitern betrachten, sondern als eine wertvolle Erkenntnis. Denn das Bewusstwerden Ihrer Gedanken ist bereits ein großer Schritt auf dem meditativen Pfad.

Wenn Sie sich in einem Gedanken verfangen haben, nehmen Sie ihn einfach zur Kenntnis und lassen Sie ihn sanft vorbeiziehen und bringen Sie Ihre Aufmerksamkeit behutsam zurück zu Ihrem Atem. Stellen Sie sich vor, wie Ihre Gedanken wie fluffige Wolken am Himmel vorbeiziehen, während Sie ruhig und gelassen in Ihrer Mitte bleiben.

Die Dauer Ihrer Meditationssitzungen ist zu Beginn sekundär. Zehn Minuten sind für den Anfang vollkommen ausreichend. Wichtiger ist es, dass Sie kontinuierlich üben. Integrieren Sie die Meditation in Ihre tägliche Routine, indem Sie beispielsweise zehn Minuten früher aufstehen und den Tag mit einer meditativen Reise beginnen. Auch eine zweite Session am Abend kann wunderbar sein, um den Tag achtsam abzuschließen.

Nach einigen Tagen oder Wochen können Sie die Dauer Ihrer Meditation schrittweise in Fünf-Minuten-Intervallen erhöhen. Lassen Sie Ihren inneren Kompass entscheiden, wie lange Sie meditieren möchten. Seien Sie kreativ und erkunden Sie auch andere Möglichkeiten, Ihre Aufmerksamkeit zu lenken.

Sie können sich beispielsweise auf Ihre körperlichen Empfindungen konzentrieren – spüren Sie die Wärme, den Druck oder das Kribbeln in Ihrem Körper. Oder tauchen Sie ein in Ihre Gefühlswelt und erkunden Sie Ihre Emotionen – sei es Freude, Trauer, Angst oder auch Unbehagen. Lauschen Sie den Klängen um Sie herum, sei es das sanfte Rauschen Ihres Atems, beruhigende Musik oder das Klingen einer Klangschale. Oder lassen Sie Ihren Blick auf einen bestimmten Gegenstand ruhen, sei es das flackernde Licht einer Kerzenflamme oder ein anderer inspirierender Gegenstand.

Die Kunst der bewussten Wahrnehmung

Während Sie Ihre Gesichtsyoga-Übungen praktizieren, lenken Sie Ihre Aufmerksamkeit auf die Kunst der bewussten Wahrnehmung. Spüren Sie jede Bewegung, jede Dehnung und jede Anspannung Ihrer Gesichtsmuskeln. Lassen Sie Ihre Sinne mit voller Präsenz in das Erleben Ihrer Gesichtsmimik eintauchen. Erleben Sie den Tanz zwischen Bewegung und Stille, der sich in Ihrem Gesicht entfaltet.

Die Atem-Meditation für Ihr Gesicht

Die Atem-Meditation ist ein wundervolles Werkzeug, um Ihre Gesichtsyoga-Praxis zu bereichern. Fokussieren Sie sich auf Ihren Atem, der wie eine sanfte Meeresbrise durch Ihre Nase strömt und Ihren Körper mit neuer Energie erfüllt. Beobachten Sie den natürlichen Rhythmus Ihres Atems, ohne ihn zu kontrollieren. Mit jedem Ein- und Ausatmen spüren Sie, wie Ihr Gesicht und Ihre Seele im Einklang schwingen während Sie Ihre Gedanken beobachten wie am Himmel vorbeiziehende Wolken.

Ernährung und Lebensstil für ein natürliches Facelifting - Der Gamechanger für Ihr Hautbild

Stellen Sie sich vor, Sie könnten mit Ihrer Ernährung und Ihrem Lebensstil dazu beitragen, dass Ihre Haut, Haare und Nägel gesünder und jugendlicher aussehen. Dieser Zusammenhang wird zwar häufig unterschätzt, dabei haben wir damit einen mächtigen Hebel zur Verfügung, unser Aussehen signifikant zu beeinflussen. Denn nicht nur Gesichtsyoga allein kann kleine Wunder bewirken – auch das, was wir in unseren Körper hineinbringen und wie wir leben, spielt eine entscheidende Rolle.

Wenn Sie mit Pickeln, Rötungen und anderen Hautunreinheiten zu kämpfen haben, lohnt es sich, einen genauen Blick auf Ihre Ernährungsgewohnheiten zu werfen. Es ist mittlerweile bekannt, dass es oft einen Zusammenhang zwischen dem Konsum von Milchprodukten und Hautunreinheiten gibt. Warum ist das so? Nun, Milch kann die Talgdrüsen vergrößern und aufgrund ihrer Aminosäuren das Zellwachstum fördern, was leider auch Entzündungen im Körper begünstigt. Dies schafft den idealen Nährboden für Pickel und Mitesser.

Eine gute Alternative ist es, vegane Milchprodukte wie Mandel-, Hafer-, Reis- oder Kokosmilch auszuprobieren und zu sehen, ob sich dadurch eine Verbesserung der Haut zeigt. Also warum nicht mal den Sprung wagen und dem Kuhmilch-Ersatz eine Chance geben?

Ein Leben ohne juckende Haut

Sie denken, es ist normal, dass Ihre Haut ständig juckt? Sie haben schon alle möglichen Cremes und Salben ausprobiert, jedoch keine Besserung erfahren? Dann könnte eine Unverträglichkeit gegenüber glutenhaltigen Lebensmitteln der Grund dafür sein. Insbesondere der industriell verarbeitete Weizen in Weißbrot, Gebäck oder Nudeln ist bekannt dafür, bei manchen Menschen zu einer Autoimmunkrankheit namens *Zöliakie* zu führen. Hierbei reagiert der Körper allergisch auf das Klebereiweiß im Weizenmehl: Gluten. Doch auch wenn Sie nicht an dieser Krankheit leiden, kann Ihr Körper sensibel auf Gluten reagieren und dadurch Hautprobleme wie Juckreiz hervorrufen.

Wenn Sie also bei sich einen Zusammenhang zwischen Ihrer Ernährung und Ihren Hautbeschwerden sehen, sollten Sie sich auf eine Glutenunverträglichkeit testen lassen. Eine Umstellung Ihrer Ernährung kann nämlich langfristig dazu beitragen, die Symptome zu lindern oder sogar gänzlich zu beseitigen. Der Verzicht auf glutenhaltige Produkte mag am Anfang vielleicht schwierig erscheinen. Doch es gibt mittlerweile viele Alternativen am Markt - von glutenfreiem Broten bis hin zu Nudeln aus Hülsenfrüchten. Nach kurzer Eingewöhnungszeit können Sie ein Leben ohne juckende Haut genießen - einfach durch bewusste Ernährung!

Die Alterung der Haut durch ungesunde Fette

Es ist hinlänglich bekannt, dass Fertiggerichte, Fast Food, Wurst und Süßigkeiten nicht förderlich für unsere Gesundheit sind. Diese Lebensmittel enthalten ungesunde Transfette, die nicht nur auf unseren Hüften, sondern auch auf unserer Haut ihre Spuren hinterlassen. Überschüssige Transfette verstopfen die Blutgefäße und beeinträchtigen die Durchblutung der Haut. Diese verliert dadurch an Elastizität und wirkt fahl. Auf lange Sicht beschleunigen sie somit auch die Hautalterung. Greifen Sie stattdessen zu guten Omega-3-Fettsäuren, wird man Ihnen das langfristig ansehen.

Rötungen durch Histamin

Es ist möglich, dass Hautrötungen, Ekzeme und Nesselsucht durch Histamin verursacht werden, ein Gewebshormon, das in fast allen Körperregionen vorkommt. Histamin ist dafür verantwortlich, die kleineren Blutgefäße zu erweitern und kann allergische Reaktionen auslösen. Wenn man zu viele Lebensmittel mit hohem Histamingehalt konsumiert (wie zum Beispiel Rotwein, Frittiertes und Geräuchertes, Salami, Meeresfrüchte, Tomaten oder Erdbeeren), kann der Körper den Überschuss nicht mehr abbauen und es können Hautirritationen auftreten.

Befreien Sie sich vom Zuckeroverkill!

Der Konsum von Zucker hat sich weltweit in den letzten 50 Jahren mehr als verdreifacht, und in Europa verzehren Menschen durchschnittlich 100 Gramm Zucker pro Tag. Das ist weit entfernt von den Empfehlungen der WHO, die einen täglichen Zuckerkonsum von nicht mehr als 25 Gramm (entspricht 6 ¼ Teelöffeln oder 1 ½ Tafeln Schokolade) empfiehlt. Ein Überschuss an Zucker im Blut kann zu Glykation führen, einer natürlichen chemischen Reaktion, die auftritt, wenn der Blutzuckerspiegel höher ist als das Insulin kontrollieren kann.

Glykation beeinflusst die Teile unserer Haut, die sie elastisch halten: Kollagen und Elastin. Wenn diese Proteine mit Zucker reagieren, wird ihre Funktion geschwächt. Wenn diese grundlegenden Bausteine der Haut beeinträchtigt werden, werden die Zeichen der Hautalterung sichtbar: Die Haut wird trockener, weniger elastisch und es entstehen Falten, Schlaffheit und ein stumpfes Erscheinungsbild. Das Ergebnis? Statt Glow und frischer Ausstrahlung bekommen Sie matte, fahle und müde Haut.

Je häufiger Glykation in unserem Körper auftritt, desto schneller altert unsere Haut. Menschen mit Diabetes sind besonders anfällig dafür, da die Kontrolle des Blutzuckerspiegels schwieriger ist. Studien haben gezeigt, dass Menschen mit Diabetes oft schneller altern als Menschen ohne hohen Blutzucker. Untersuchungen haben auch gezeigt, dass Teilnehmer mit einem höheren Blutzuckerspiegel als älter wahrgenommen wurden als diejenigen mit einem niedrigeren Blutzuckerspiegel.

Aber damit nicht genug! Zucker kann auch zu Hautunreinheiten und kleinen Pusteln im Gesicht führen. Wenn wir zu viel Zucker konsumieren, steigt der Blutzuckerspiegel rapide an, was die Talgproduktion in unserer Haut beeinflussen kann. Ein erhöhter Talgspiegel kann dazu führen, dass die Poren verstopfen und Bakterien sich vermehren. Das Ergebnis sind unerwünschte Hautunreinheiten und Pusteln, die sich im ganzen Gesicht verteilen können.

Sicher, ein kompletter Zuckerverzicht ist für niemanden von uns ein Spaziergang. Schließlich ist dieser in vielen Lebensmitteln und Getränken enthalten, die wir gerne genießen. Doch es lohnt sich, den Verzehr von zuckerhaltigen Produkten zu reduzieren, um die Gesundheit unserer Haut zu verbessern.

Es gibt Alternativen, die uns den Geschmack von Süße und die Freude am Naschen erhalten, ohne dabei unsere Haut zu sabotieren. Indem wir unseren Konsum kontrollieren und uns auf eine ausgewogene Ernährung mit viel frischem Obst, Gemüse und Vollkornprodukten konzentrieren, können wir unsere Haut dabei unterstützen, strahlender und gesünder auszusehen. Zusätzlich können wir alternative und natürliche Süßungsmittel wie Stevia, Honig oder Birkenzucker verwenden, um unseren süßen

Zahn zu befriedigen, ohne uns vor den negativen Auswirkungen des Zuckeroverkills fürchten zu müssen.

Antioxidantien und entzündungshemmende Lebensmittel für die Haut

Antioxidantien sind wahre Schätze für unsere Hautgesundheit. Sie schützen unsere Zellen vor schädlichen freien Radikalen, die zu vorzeitiger Hautalterung und Faltenbildung führen können. Gute Antioxidantien sind Beeren, grünes Blattgemüse, grüner Tee, Kakao, Nüsse und Samen. Auch entzündungshemmende Lebensmittel wie Kurkuma, Ingwer und Omega-3-reiche Fische können dazu beitragen, Rötungen und Entzündungen zu reduzieren und das Hautbild zu verbessern.

Warum Antioxidantien so wichtig für die Haut sind

Durch den regelmäßigen Konsum dieser Nahrungsmittel können Sie Ihre Haut mit einer Fülle von Antioxidantien versorgen und ihre gesunde Strahlkraft unterstützen.

Entzündungshemmende Lebensmittel für eine schöne Haut

Entzündungen sind ein häufiges Problem, das unsere Haut beeinträchtigen kann. Aber keine Sorge, es gibt eine Vielzahl von entzündungshemmenden Lebensmitteln, die Ihnen helfen können, Ihre Haut zu beruhigen und Rötungen sowie Hautunreinheiten zu reduzieren:

Kurkuma: Dieses goldene Gewürz hat starke entzündungshemmende Eigenschaften und kann dazu beitragen, Hautrötungen zu reduzieren. Sie können es in Currys, Smoothies oder als Ergänzung in Ihre Ernährung integrieren.

Ingwer: Ingwer ist nicht nur ein Geschmacksverstärker, sondern auch ein natürlicher Entzündungshemmer. Sie können frischen Ingwer in Ihre Gerichte einarbeiten oder Ingwertee genießen, um von seinen Vorteilen zu profitieren.

Omega-3-reiche Fische: Fische wie Lachs, Thunfisch, Makrele und Sardinen enthalten Omega-3-Fettsäuren, die entzündungshemmende Eigenschaften haben. Pflanzliche Öle, die einen hohen Anteil an Omega-3-Fettsäuren haben, sind beispielsweise Rapsöl, Olivenöl oder Leinöl. Durch den regelmäßigen Konsum von Omega-3-Fettsäuren können Sie Entzündungen reduzieren und Ihre Hautgesundheit unterstützen.

Ananas: Ananas ist eine Frucht, die ein Enzym namens *Bromelain* enthält, das entzündungshemmende Eigenschaften hat. Bromelain wird oft in Medikamenten zur Behandlung von Entzündungen eingesetzt. Allerdings wird das Enzym bei langer Lagerung der Ananas abgebaut. Aus diesem Grund ist es empfehlenswert, frische Ananas der Konservendose vorzuziehen. Zusätzlich enthält Ananas auch Vitamin C, Kalium und Zink, die das Immunsystem stärken.

Zwiebeln und Lauch: Es gibt einen guten Grund, Zwiebeln und Lauch in Rezepten zu verwenden, um ihnen einen intensiveren Geschmack zu verleihen: Beide Gemüsesorten enthalten viele verschiedene Vitalstoffe. Neben den Vitaminen A, B, C und E enthalten Zwiebeln und Lauch auch hohe Mengen an Mineralstoffen wie Natrium, Kalium, Magnesium, Kalzium und Phosphor.

Rote Zwiebeln enthalten einen sekundären Pflanzenstoff namens Anthocyan, der für die rötliche Färbung verantwortlich ist und antioxidative Eigenschaften besitzt. Anthocyane fangen schädliche Verbindungen wie freie Radikale ab und schützen so Zellen und Moleküle im Körper vor Schäden. Aber das ist noch nicht alles. Zwiebeln und Lauch enthalten auch Sulfide, von denen man heute weiß, dass sie antioxidative und antibakterielle Wirkungen haben und helfen, Entzündungen im Körper vorzubeugen.

Nüsse und Samen: Mandeln, Walnüsse, Kürbiskerne und Chiasamen sind reichhaltige Quellen für Nährstoffe, die dazu beitragen können, Entzündungen im Körper zu reduzieren.

Dunkle Schokolade: Ja, Sie haben richtig gehört! Dunkle Schokolade mit einem hohen Kakaoanteil ist reich an Antioxidantien und entzündungshemmenden Verbindungen. Genießen Sie also ab und zu eine köstliche Portion dunkler Schokolade und tun Sie Ihrer Haut gleichzeitig etwas Gutes.

Knoblauch: Knoblauch ist in vielerlei Hinsicht gesundheitsfördernd. Die Schwefelverbindungen *Allicin* und *Quercetin*, die in Knoblauch enthalten sind und für den intensiven Geschmack verantwortlich sind, tragen zu den positiven Effekten bei. Knoblauch wird auch antibakterielle und antibiotische Wirkungen zugeschrieben.

Grünes Blattgemüse wie Spinat, Grünkohl und Brokkoli sind weitere entzündungshemmende Lebensmittel. Sie sind reich an Antioxidantien und anderen Nährstoffen, die Entzündungen im Körper vorbeugen können. Darüber hinaus sind sie eine gute Quelle für Vitamin C, das ein starkes Antioxidans ist und Entzündungen bekämpfen kann. Im Fall von Spinat ist das enthaltene Chlorophyll nicht nur für die grüne Farbe verantwortlich, sondern unterstützt auch die Leber dabei, entzündungsfördernde Schwermetalle und Giftstoffe auszuscheiden.

Brokkoli enthält einen sekundären Pflanzenstoff namens *Senfölglykosid*, der ihm seine entzündungshemmende Wirkung verleiht. Zusätzlich hat Brokkoli positive Auswirkungen auf den Zuckerstoffwechsel und kann dabei helfen, Diabetes vorzubeugen. Außerdem ist Brokkoli reich an den Vitaminen B, C, E und K. Das enthaltene *Glucosinolat* trägt dazu bei, das Risiko bestimmter Krebsarten zu senken.

Kombinieren Sie Antioxidantien und entzündungshemmende Lebensmittel in Ihrer Ernährung

Wie Sie jetzt wissen, ist der beste Ansatz für eine gesunde Haut die Kombination von Antioxidantien und entzündungshemmenden Lebensmitteln in Ihrer Ernährung. Indem Sie eine breite Palette dieser Nahrungsmittel in Ihren Speiseplan integrieren, können Sie die positiven Effekte auf Ihre Haut maximieren:

Frühstückssmoothie: Bereiten Sie einen erfrischenden Smoothie mit dunklem Blattgemüse wie Spinat, gefrorenen Beeren, einem Schuss grünem Tee und einer Prise Kurkuma zu. Fügen Sie einen Esslöffel Chiasamen oder Leinsamen hinzu, um Omega-3-Fettsäuren einzubringen.

Grüner Salat mit Lachs: Bereiten Sie einen leckeren Salat mit frischem Blattgemüse, Gurken, Tomaten und gerösteten Nüssen zu. Fügen Sie gedünsteten, gebratenen oder gegrillten Lachs hinzu, um sowohl Omega-3-Fettsäuren als auch Antioxidantien zu erhalten.

Goldene Milch mit Ingwer: Genießen Sie eine wärmende Tasse goldene Milch, indem Sie Kurkuma, Ingwer und einen Hauch von schwarzem Pfeffer in erwärmte Mandel-, Kokos- oder Hafermilch geben. Sie können auch etwas Honig für eine natürliche Süße hinzufügen.

Schokoladen-Nussriegel: Bereiten Sie Ihre eigenen Schokoladen-Nussriegel zu, indem Sie dunkle Schokolade mit einem hohen Kakaoanteil schmelzen und sie mit gehackten Nüssen wie Mandeln, Walnüssen und Pistazien vermischen. Genießen Sie diese gesunde Nascherei als Snack für zwischendurch.

Denken Sie daran, dass die regelmäßige Kombi von Antioxidantien und entzündungshemmenden Lebensmitteln in Ihre Ernährung langfristige Vorteile für Ihre (Haut-) Gesundheit hat. Seien Sie kreativ in der Küche und genießen Sie eine Vielfalt an gesunden Mahlzeiten, die Ihre Haut zum Strahlen bringen und gleichzeitig Ihre allgemeine Gesundheit unterstützen. Genießen Sie die kulinarische Vielfalt und entdecken Sie die wohltuende Wirkung dieser Lebensmittel auf Ihre Haut. Worauf warten Sie? Lassen Sie Ihre Ernährung zu einem wichtigen Bestandteil Ihrer ganzheitlichen Hautpflege werden und genießen Sie die positiven Auswirkungen auf Ihr Aussehen.

Hydratation und gesunde Fette für eine schöne Haut

Die richtige Hydratation ist der Schlüssel zu einer schönen und gesunden Haut. Wenn Sie ausreichend Wasser trinken, versorgen Sie Ihre Hautzellen mit Feuchtigkeit, fördern die Durchblutung und unterstützen die Entgiftung. Dadurch kann Ihre Haut strahlend und prall aussehen. Denken Sie daran, dass nicht nur die äußerliche Anwendung von Feuchtigkeitscremes wichtig ist, sondern auch die interne Hydratation durch ausreichendes Trinken von Wasser.

Die Kraft der Hydratation durch Wasser und feuchtigkeitsspendende Lebensmittel

Wasser ist das Elixier des Lebens und auch für Ihre Haut von entscheidender Bedeutung. Trinken Sie täglich ausreichend Wasser, um Ihren Körper mit Feuchtigkeit zu versorgen und Ihre Haut von innen heraus zu unterstützen. Neben Wasser können Sie auch feuchtigkeitsspendende Lebensmittel in Ihre Ernährung integrieren, um den Hydratationsprozess zu optimieren. Wassermelone, Gurken, Zitrusfrüchte, Sellerie und grünes Blattgemüse sind nur einige Beispiele für Lebensmittel, die einen hohen Wasseranteil haben und Ihrer Haut helfen, hydratisiert und strahlend zu bleiben.

Die Bedeutung gesunder Fette für eine geschmeidige Haut

Gesunde Fette sind wie ein Schutzschild für Ihre Haut. Sie helfen dabei, die Hautbarriere intakt zu halten, Feuchtigkeit einzuschließen und die Haut vor äußeren Einflüssen zu schützen. Omega-3-Fettsäuren, die in fettem Fisch wie Lachs, Chia-Samen, Leinsamen und Walnüssen vorkommen, sind besonders vorteilhaft für die Hautgesundheit. Avocados, Olivenöl, Kokosnussöl und Mandeln sind weitere Beispiele für gesunde Fette, die Ihrer Haut ein geschmeidiges und strahlendes Aussehen verleihen können.

Kreative Wege, um Hydratation und gesunde Fette in Ihren Alltag zu integrieren

Infused Water: Verleihen Sie Ihrem Wasser eine frische Note, indem Sie frische Früchte, Gurkenscheiben oder Minzblätter hinzufügen. Dies macht das Trinken von Wasser zu einem erfrischenden Erlebnis und fördert gleichzeitig die Hydratation.

Smoothies: Bereiten Sie köstliche Smoothies mit hydratisierenden Früchten wie Wassermelone, Ananas oder Gurke zu. Fügen Sie eine Handvoll Blattgemüse und einen TL gesunde Fette wie Avocado oder Leinsamen hinzu, um Ihre Haut mit Feuchtigkeit und Nährstoffen zu versorgen.

Gesunde Snacks: Genießen Sie einen Snack mit gesunden Fetten, wie zum Beispiel eine Handvoll Mandeln oder ein Stück dunkle Schokolade mit einem hohen Kakaoanteil. Diese Snacks liefern nicht nur wertvolle Nährstoffe, sondern auch die guten Fette, die Ihre Haut geschmeidig halten.

Salatdressings: Verfeinern Sie Ihre Salate mit einem Dressing aus Olivenöl und Zitronensaft. Dieses einfache Dressing enthält gesunde Fette und unterstützt die Aufnahme von fettlöslichen Vitaminen, die für eine gesunde Haut unerlässlich sind.

Die Kunst der äußerlichen Gesichtspflege

Neben der internen Hydratation ist auch die äußerliche Feuchtigkeitspflege wichtig. Wählen Sie Cremes und Seren, die natürliche Inhaltsstoffe enthalten und Ihre Haut intensiv mit Feuchtigkeit versorgen. Achten Sie auch auf Inhaltsstoffe wie Hyaluronsäure und Glycerin, die die Feuchtigkeit in der Haut binden können. Tragen Sie Ihre Feuchtigkeitspflege nach der Reinigung auf, um Ihre Haut geschmeidig und hydratisiert zu halten.

Stressabbau und ausreichend Schlaf für eine gesunde Haut

Stress und Schlafmangel können sich als wahre Saboteure für unsere Haut erweisen. Sie können zu einem müden und fahlen Aussehen führen, indem sie die natürlichen Regenerationsprozesse der Haut stören.

Stress kann sich auf vielfältige Weise auf unsere Haut auswirken, einschließlich vermehrter Hautunreinheiten, Rötungen und vorzeitiger Hautalterung. Um dem entgegenzuwirken, ist es wichtig, effektive Stressbewältigungstechniken in Ihren Alltag zu integrieren. Hier sind einige bewährte Methoden, um Stress abzubauen und Ihre Haut zu unterstützen:

Meditation: Die Praxis der Meditation kann Ihnen helfen, Ihren Geist zu beruhigen und Ihre Haut zu entspannen. Setzen Sie sich an einem ruhigen Ort hin, schließen Sie die Augen und konzentrieren Sie sich auf Ihre Atmung. Lassen Sie Ihre Gedanken vorbeiziehen, ohne sich daran festzuhalten. Dies kann dazu beitragen, Stress abzubauen und Ihre Haut zu revitalisieren.

Atemübungen: Tiefes, bewusstes Atmen kann ein wirksames Werkzeug zur Stressbewältigung sein. Nehmen Sie sich regelmäßig Zeit, um tief in den Bauch zu atmen und langsam auszuatmen. Dies fördert Entspannung, reduziert Stresshormone und kann zu einer gesünderen Haut beitragen.

Entspannungstechniken: Probieren Sie verschiedene Entspannungstechniken aus, um Ihren Stress abzubauen. Yoga, progressive Muskelentspannung oder eine warme Badezeit können dabei helfen, Ihre Haut zu beruhigen und Ihre innere Balance wiederherzustellen.

Tipps für einen erholsamen Schlaf und regenerierte Haut

Ausreichender Schlaf ist ein wahrer Jungbrunnen für Ihre Haut. Während des Schlafs durchläuft Ihr Körper wichtige Reparatur- und Regenerationsprozesse, die sich positiv auf Ihre Haut auswirken können. Hier sind einige Tipps, um Ihre Schlafqualität zu verbessern und Ihrer Haut die dringend benötigte Erholung zu ermöglichen:

Schaffen Sie eine entspannende Schlafumgebung Machen Sie Ihr Schlafzimmer zu einem gemütlichen und entspannenden Ort. Sorgen Sie für eine angenehme Raumtemperatur, ausreichende Dunkelheit und eine bequeme Matratze. Reduzieren Sie auch elektronische Geräte und stimulierende Aktivitäten vor dem Schlafengehen, um eine ruhige Atmosphäre zu schaffen.

Entwickeln Sie eine Schlafenszeitroutine

Gewöhnen Sie sich an eine regelmäßige Schlafenszeitroutine, indem Sie vor dem Zubettgehen entspannende Aktivitäten praktizieren. Lesen Sie ein Buch, nehmen Sie ein entspannendes Bad oder praktizieren Sie Entspannungstechniken wie Yoga oder Atemübungen. Diese Rituale signalisieren Ihrem Körper, dass es Zeit ist, zur Ruhe zu kommen und sich auf den Schlaf vorzubereiten.

Schaffen Sie einen digitalen Entzug vor dem Schlafengehen

Elektronische Geräte wie Smartphones, Tablets und Fernseher können den Schlaf stören. Reduzieren Sie die Bildschirmzeit vor dem Zubettgehen und schalten Sie Ihre elektronischen Geräte mindestens eine Stunde vor dem Schlafengehen aus. Stattdessen können Sie sich für entspannende Aktivitäten wie Lesen, Tagebuchschreiben oder sanfte Dehnübungen entscheiden.

Pflegen Sie eine gute Schlafhygiene

Achten Sie darauf, dass Ihr Schlafumfeld angemessen dunkel, ruhig und kühl ist. Vermeiden Sie auch schwere Mahlzeiten, Koffein und Alkohol vor dem Schlafengehen, da sie Ihren Schlaf stören können. Stattdessen können

Sie eine leichte, gesunde Mahlzeit am Abend wählen und eine Tasse beruhigenden Kräutertee wie Kamille oder Lavendel genießen.

Priorisieren Sie ausreichend Schlaf

Jeder Mensch hat unterschiedliche Schlafbedürfnisse, aber die meisten Erwachsenen benötigen etwa 7-9 Stunden Schlaf pro Nacht, um sich ausgeruht und erfrischt zu fühlen. Priorisieren Sie Ihre Schlafzeit und schaffen Sie eine Routine, die es Ihnen ermöglicht, genügend Ruhe zu bekommen. Denken Sie daran, dass ausreichender Schlaf nicht nur Ihrer Haut zugutekommt, sondern auch Ihre allgemeine Gesundheit und Ihr Wohlbefinden verbessert.

Indem Sie Stress abbauen und ausreichend Schlaf erhalten, können Sie Ihrer Haut die beste Grundlage für ein gesundes und strahlendes Aussehen bieten. Nutzen Sie die vorgestellten Techniken zur Stressbewältigung und die Tipps für eine erholsame Nachtruhe, um Ihre Haut während der nächtlichen Erholung zu regenerieren. Gönnen Sie sich die Zeit für Entspannung und Schlaf, um Ihrer Haut die Pflege zu geben, die sie verdient und genießen Sie die positiven Auswirkungen auf Ihr Aussehen.

Die Bedeutung von Bewegung und Beweglichkeit für ein jugendliches Aussehen

Bewegung ist nicht nur gut für unseren Körper, sondern auch für unsere Haut. Durch regelmäßige Bewegung verbessern wir die Durchblutung, fördern den Abbau von Toxinen und sorgen für einen strahlenden Teint. Wenn Sie in Bewegung kommen, beginnen die kleinen Wunder zu geschehen. Ihre Durchblutung wird angeregt, wodurch Ihre Haut mit Nährstoffen und Sauerstoff versorgt wird. Dies fördert nicht nur die Regeneration der Hautzellen, sondern verleiht Ihrer Haut auch einen gesunden, strahlenden Teint.

Von intensiven Workouts bis hin zu sanften Yoga-Übungen - jede Art von Bewegung hat ihre eigene Art und Weise, Ihre Haut zu stimulieren und zu erfrischen.

Tanzen Sie durch die Jahre: Spaß und Kreativität in der Bewegung

Bewegung sollte nicht als eine mühsame Pflicht betrachtet werden, sondern als eine Gelegenheit, Spaß zu haben und Ihre Kreativität auszuleben. Warum nicht die Tanzfläche zum Fitnessstudio machen und Ihre Lieblingsmusik aufdrehen? Lassen Sie Ihren Körper im Rhythmus der Musik schwingen und spüren Sie, wie Ihre Haut zum Leben erwacht. Denken Sie nur an all die verschiedenen Tanzstile, die Sie ausprobieren können - von energiegeladenen Zumba-Kursen über eleganten Ballettunterricht bis hin zu mitreißenden Hip-Hop-Tanzroutinen. Während Sie sich bewegen, verbessern Sie nicht nur Ihre körperliche Fitness, sondern auch die Durchblutung Ihrer Haut und aktivieren Ihre Gesichtsmuskeln auf spielerische Weise.

Gehen Sie nach draußen: Die natürliche Schönheit der Bewegung in der Natur

Die frische Luft, das sanfte Rauschen der Bäume und das warme Sonnenlicht auf unserer Haut schaffen eine ganzheitliche Erfahrung, die unsere Schönheit von innen nach außen zum Vorschein bringt. Gehen Sie nach draußen und erkunden Sie die vielfältigen Möglichkeiten, die die Natur bietet. Spaziergänge im Wald, Joggen am Strand oder Fahrradtouren durch malerische Landschaften - all dies bringt nicht nur Ihren Körper in Bewegung, sondern auch Ihre Haut in eine natürliche Balance. Der Kontakt mit der Natur wirkt erfrischend und revitalisierend auf Ihre Haut, während Sie die Schönheit der Umgebung genießen.

Ein wenig Spaß und Unterhaltung in Ihre Bewegungsroutine bringen

Bewegung muss nicht immer ernsthaft und diszipliniert sein. Sie können Ihre Routine mit einer Prise Spaß und Unterhaltung würzen, um Ihre Motivation zu steigern und Freude an der Bewegung zu finden. Hier sind einige kreative und unterhaltsame Ideen, um Ihrer Bewegungsroutine eine spielerische Note zu verleihen:

Tanzparty zu Hause: Laden Sie Freunde oder Familienmitglieder zu einer Tanzparty in Ihrem Wohnzimmer ein. Tanzen Sie zu Ihrer Lieblingsmusik, lachen Sie, lassen Sie Ihre Kreativität fließen und spüren Sie, wie Ihre Haut durch die Freude und den Spaß zum Strahlen gebracht wird.

Hüpfen Sie auf ein Trampolin: Springen Sie auf ein Trampolin und fühlen Sie sich wie ein Kind, das voller Freude und Energie ist. Das Hüpfen auf einem Trampolin ist nicht nur ein effektives Ganzkörpertraining, sondern auch eine lustige Möglichkeit, Ihre Bewegungsroutine aufzupeppen.

Spiele im Freien: Organisieren Sie Spiele im Freien wie Frisbee, Federball oder Fußball mit Freunden oder Familie. Das gemeinsame Spielen wird nicht nur Ihren Körper in Bewegung bringen, sondern auch Ihre Haut mit Glückshormonen und positiver Energie aufladen.

Yoga im Park: Nehmen Sie Ihre Yogamatte mit in den Park und praktizieren Sie Yoga an einem inspirierenden Ort im Freien. Spüren Sie die Verbindung zwischen Ihrem Körper und der Natur, während Sie in Ihre Asanas eintauchen und Ihre Haut mit frischer Luft und Sonnenlicht verwöhnen.

Bewegung und Beweglichkeit sind der Schlüssel zu einem jugendlichen Aussehen und einer strahlenden Haut. Lassen Sie Ihrer Kreativität freien Lauf, bringen Sie Spaß und Unterhaltung in Ihre Bewegungsroutine und genießen Sie die vielfältigen Möglichkeiten, die Ihnen zur Verfügung stehen. Gehen Sie hinaus in die Natur, tanzen Sie, spielen Sie und entdecken Sie die Freude an der Bewegung, während Ihre Haut von den positiven Auswirkungen profitiert. Fazit: Ein ganzheitlicher Lebensstil, eine ausgewogene Work-Life-Balance, ein gesundes soziales Umfeld und Ihre positive Einstellung sind der Schlüssel zu langfristigen Ergebnissen beim natürlichen Facelifting.

Gesichts-Akupressur: Verjüngung durch Fingerdruck

Akupressur, ein jahrtausendealtes Heilverfahren aus dem Fundus der Traditionellen Chinesischen Medizin (TCM), basiert auf dem sanften Ausüben von Druck auf spezifische Punkte auf dem Gesicht und dem Körper. Durch die Stimulation dieser Energiepunkte werden die primären Energiebahnen des Körpers freigesetzt. Im Unterschied zur Akupunktur, die Nadeln erfordert, geschieht die Akupressur einfach mit Daumen und Zeigefinger, die unmittelbaren Druck auf das Gesicht ausüben.

Dieser natürliche Ansatz kann dazu beitragen, physische Beschwerden zu lindern, Stress zu reduzieren und sowohl das Zellwachstum als auch die Gesichtsmuskulatur positiv zu beeinflussen. In der TCM sind Gesundheit, Schönheit und Wohlbefinden eng miteinander verknüpft - strahlende Schönheit ist ein Indikator für Gesundheit und Wohlgefühl.

Ein weiterer Pluspunkt: Akupressur lässt sich problemlos zu Hause anwenden.
Die positiven Auswirkungen der Akupressur sind vielfältig:

- Verbesserung der Blutzirkulation, was zu einem strahlenden und frischen Erscheinungsbild führt.
- Reinigung des Lymphsystems, was zur Ausleitung von Toxinen und Wassereinlagerungen im Gesicht führt und so bei Tränensäcken und dunklen

Augenringen helfen kann.

- Entspannung der Gesichtsmuskulatur, was gegen Mimikfalten hilft.
- Anregung der Produktion von Kollagen und Elastin, was Falten mindern kann.
- Lösung von Energieblockaden und Wiederherstellung des Chi/Prana-Flusses, was sich im Gesicht sicht- und spürbar machen kann.
- Einsatzmöglichkeiten gegen Kopfschmerzen, Stress, müde Augen und Erkältung.
- Aktivierung der Selbstheilungskräfte.
- Keine zusätzlichen Hilfsmittel notwendig.

Die Energiepunkte folgen den Meridianen, den Hauptenergiebahnen des Körpers. Die zwölf Hauptmeridiane sind zwölf Körperorganen zugeordnet. Sie treten paarweise auf, und durch die Stimulation der Meridiane können Energieblockaden im gesamten Körper gelöst werden. Die Durchführung von Akupressur erfolgt mit den Zeigefingern, Daumen, Fingergelenken oder einem stumpfen Gegenstand.

.Die wichtigsten Akupressur-Punkte im Gesicht

Akupressur ist ein Prozess, der sorgfältige Ausführung und Aufmerksamkeit erfordert. Bevor Sie mit dem Verfahren beginnen, sollten Sie darauf achten, dass sowohl Ihre Hände als auch Ihr Gesicht sauber sind. Wenn Sie möchten, können Sie auch ein Gesichtsserum auftragen, um die Haut zu beruhigen und zu hydratisieren. Die Durchführung der Gesichtsakupressur erfolgt mit dem Zeigefinger. Drücken Sie jeden Punkt für etwa 20 bis 50 Sekunden. Beginnen Sie mit leichtem Druck und steigern Sie diesen allmählich.

Sie könnten Ihren Pulsschlag an den Druckpunkten wahrnehmen - das ist normal und ein Indiz dafür, dass die Energie zu fließen beginnt. Nachdem Sie den Punkt gedrückt haben, massieren Sie ihn für etwa 20 Sekunden im Uhrzeigersinn und dann für weitere 20 Sekunden gegen den Uhrzeigersinn. Sie können diesen Prozess so oft wiederholen, wie es für Sie angenehm ist.

Die Akupressurpunkte sind oft in kleinen Hautvertiefungen oder -erhebungen zu finden. Achten Sie auf diese Anzeichen, um die Punkte zu lokalisieren. Vertrauen Sie auf Ihr Gefühl und nehmen Sie sich die Zeit, Ihren Körper kennenzulernen und auf seine Reaktionen zu hören.

Yintang Punkt 7 – Das Tor zur Gelassenheit

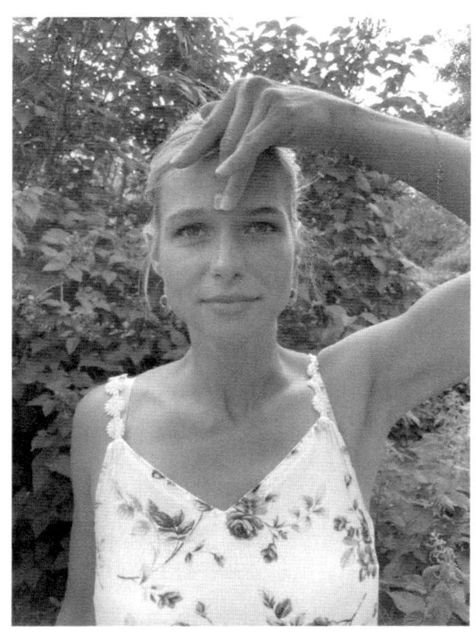

Yintang, auch bekannt als der „Dritte Auge“ Punkt, befindet sich in der Mitte der Stirn, genau zwischen den Augenbrauen. Dieser zentrale Punkt spielt in der Akupressur eine wesentliche Rolle und ist insbesondere in der Gesichtsakupressur von großer Bedeutung. In der traditionellen chinesischen Medizin wird der Yintang-Punkt oft als das Tor zur Gelassenheit und inneren Ruhe bezeichnet. Aufgrund seiner zentralen Lage auf der Stirn steht er in Verbindung mit geistiger Klarheit und Konzentration, aber auch mit der Linderung von Stress und Spannungen.

Platzieren Sie Ihren Zeigefinger sanft auf den Yintang-Punkt. Üben Sie einen leichten Druck aus und erhöhen Sie diesen allmählich für etwa 20 bis 50 Sekunden. Achten Sie darauf, dass der Druck angenehm ist und Sie nicht unwohl fühlen lässt. Es ist völlig normal, wenn Sie Ihren Pulsschlag spüren - dies ist ein Zeichen dafür, dass die Energie zu fließen beginnt.
Anschließend massieren Sie den Punkt im Uhrzeigersinn und dann gegen den Uhrzeigersinn, jeweils für etwa 20

Sekunden. Sie können diesen Prozess wiederholen, je nachdem, wie es sich für Sie anfühlt.
Die Stimulation des Yintang-Punktes kann dazu beitragen, Gefühle von Stress und Angst zu lindern, Kopfschmerzen und Sinusprobleme zu lindern und einen besseren Schlaf zu fördern. Darüber hinaus kann sie Ihnen helfen, einen Zustand tiefer Entspannung und Gelassenheit zu erreichen.

Yanhbai Punkt Gb 14 –
Mittig über den Augenbrauen über den Pupillen

Direkt auf der Stirn, mittig über den Augenbrauen und auf einer Linie mit den Pupillen, finden Sie den Yanhbai Punkt Gb 14. In der Gesichtsakupressur ist dieser Punkt ein geheimes Werkzeug zur Verbesserung des Wohlbefindens und der Ästhetik.

Im Kontext der Traditionellen Chinesischen Medizin ist der Yanhbai Punkt Gb 14 nicht nur ein Ort der mentalen Klarheit, sondern wird auch als ein zentraler Energiepunkt der Gallenblase erkannt. Die Gallenblase spielt eine wichtige Rolle in unserem Körper, und durch die Stimulation dieses Punktes können potenzielle Blockaden gelöst und Kopfschmerzen, insbesondere frontale Kopfschmerzen, gelindert werden. Zudem ist der Yanhbai Punkt Gb 14 ein unschätzbarer Verbündeter im Kampf gegen Migräne. Die regelmäßige Stimulation dieses Punktes kann helfen, die Intensität und Häufigkeit von Migräneattacken zu verringern und bietet damit einen natürlichen Weg, dieses Leiden zu lindern. Aber die Vorteile des Yanhbai Punktes Gb 14 enden nicht nur bei gesundheitlichen Aspekten. Die Stimulation dieses Punktes unterstützt die Durchblutung der Stirnregion und entspannt die Augenmuskulatur, was zu einem strahlenden und frischen Aussehen beiträgt.

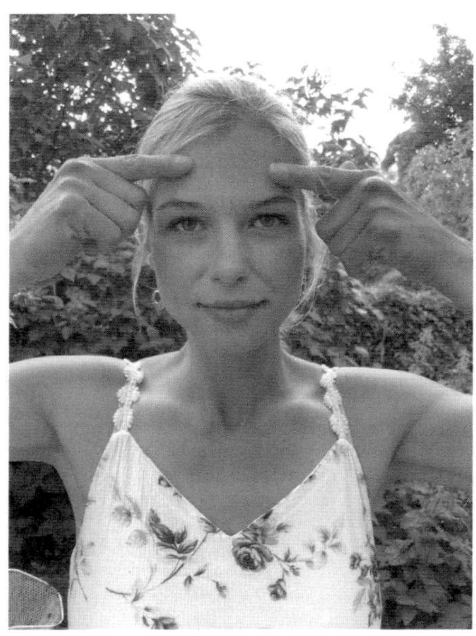

Die Durchführung der Gesichtsakupressur am Yanhbai Punkt Gb 14 ist einfach. Mit gereinigten Händen und Gesicht beginnen Sie, den Punkt mit Ihrem Zeigefinger sanft zu drücken. Halten Sie diesen Druck für etwa 20 bis 50 Sekunden aufrecht. Danach massieren Sie den Punkt im Uhrzeigersinn und dann gegen den Uhrzeigersinn, jeweils für etwa 20 Sekunden. Wiederholen Sie diesen Prozess nach Bedarf.

Die regelmäßige Anwendung der Akupressur am Yanhbai Punkt Gb 14 ist ein natürlicher und einfacher Weg, um das allgemeine Wohlbefinden zu verbessern, Kopfschmerzen und Migräne zu lindern und ein strahlendes und erfrischtes Aussehen zu fördern.

Touwei Punkt Ma 8 – An der Haarlinie, Vertiefung in der Ecke der Stirn: Der Schlüssel zur Verjüngung

In der Ecke der Stirn, dort, wo die Haarlinie beginnt, liegt ein bemerkenswerter Punkt, der als *Touwei Punkt Ma 8* bekannt ist. Dieser spezifische Punkt in der Gesichtsakupressur spielt eine entscheidende Rolle bei der Verjüngung und Stärkung der Gesichtsmuskulatur und bei der Glättung von Stirnfalten. In der Traditionellen Chinesischen Medizin ist der Touwei Punkt Ma 8 als ein zentraler Energiepunkt des Magens bekannt. Seine Stimulation kann zur Förderung der allgemeinen Gesundheit und des Wohlbefindens beitragen, indem es den Energiefluss im Magenmeridian harmonisiert.

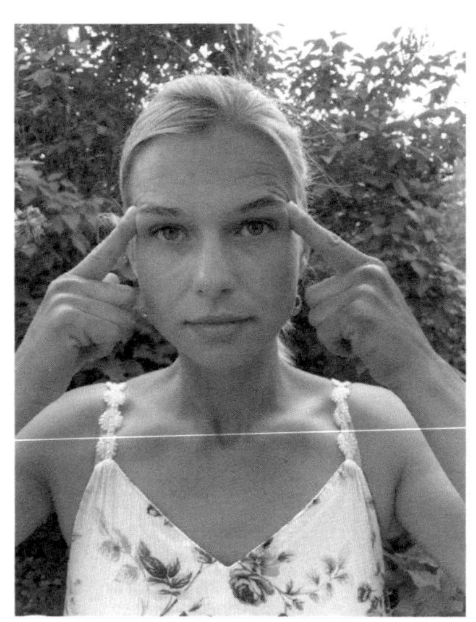

Die Vorteile des Touwei Punktes Ma 8 beschränken sich jedoch nicht nur auf seine Beziehung zum Magen. Seine Stimulation kann dazu beitragen, die Gesichtsmuskulatur zu stärken und die Elastizität der Haut zu verbessern. Dadurch kann es zur Glättung von Stirnfalten beitragen und frischtes Aussehen fördern.

Die Anwendung der Gesichtsakupressur am Touwei Punkt Ma 8 ist einfach. Mit sauberen Händen und Gesicht drücken Sie sanft mit Ihrem Zeigefinger auf diesen

Punkt. Halten Sie diesen Druck für etwa 20 bis 50 Sekunden aufrecht. Anschließend massieren Sie den Punkt im Uhrzeigersinn und dann gegen den Uhrzeigersinn, jeweils für etwa 20 Sekunden. Sie können diesen Vorgang nach Bedarf wiederholen.

Die regelmäßige Anwendung der Akupressur am Touwei Punkt Ma 8 ist ein einfacher und natürlicher Weg, um die Gesundheit und das Aussehen der Haut zu verbessern. Es kann zur Stärkung der Gesichtsmuskulatur, zur Glättung von Stirnfalten und zur Förderung eines jugendlichen und erfrischten Aussehens beitragen.

Sizhukong Punkt Sj 23 – Schläfen: Oase der Entspannung und Verjüngung

Versteckt an den Schläfen, einem oft übersehenen Bereich des Gesichts, befindet sich ein kraftvoller Akupressurpunkt bekannt als *Sizhukong Punkt Sj 23.* Dieser spezielle Punkt bietet eine Vielzahl von Vorteilen, die sowohl die Gesundheit als auch das Aussehen verbessern können.

In der Traditionellen Chinesischen Medizin wird der Sizhukong Punkt Sj 23 als ein zentraler Punkt für den Stoffwechsel erkannt. Seine Stimulation kann den Stoffwechsel des Körpers verbessern, was zu einem besseren allgemeinen Wohlbefinden beiträgt. Zudem hilft die Akupressur desselbigen gegen Kopfschmerzen, Stress, Lachfalten und müde Augen. Wirkt beruhigend und durchblutet.

Darüber hinaus hat der Sizhukong Punkt Sj 23 eine beruhigende Wirkung auf den Geist. Die Stimulation dieses Punktes kann helfen, Stress abzubauen und ein Gefühl der Entspannung und des Wohlbefindens zu fördern. Diese beruhigende Wirkung kann auch dazu beitragen, müde Augen zu revitalisieren, was zu einem frischeren und wacheren Aussehen führt.

Die Vorteile des Sizhukong Punktes Sj 23 beschränken sich jedoch nicht nur auf die gesundheitlichen Aspekte. Seine regelmäßige Stimulation kann auch dazu beitragen, Lachfalten zu mildern und die Durchblutung im Bereich der Schläfen zu verbessern. Das Ergebnis ist ein jugendlicheres Aussehen und eine straffere Haut.

Die Anwendung der Gesichtsakupressur am Sizhukong Punkt Sj 23 ist unkompliziert. Mit sauberen Händen und Gesicht drücken Sie diesen Punkt mit Ihrem Zeigefinger sanft, aber bestimmt, und halten Sie diesen Druck für etwa 20 bis 50 Sekunden aufrecht. Danach massieren Sie den Punkt im Uhrzeigersinn und dann gegen den Uhrzeigersinn, jeweils für etwa 20 Sekunden. Sie können diesen Prozess nach Bedarf wiederholen. Die regelmäßige Anwendung der Akupressur am Sizhukong Punkt Sj 23 kann zu einer Verbesserung des allgemeinen Wohlbefindens und der Hautqualität führen. Es ist ein einfacher und natürlicher Weg, um Stress abzubauen, das Aussehen müder Augen zu verbessern, Lachfalten zu glätten und ein jugendliches und erfrischtes Aussehen zu fördern.

Innenseite Augen

Die Stimulation dieser bestimmten Stelle kann eine Fülle von Vorteilen bringen, die sowohl die Augengesundheit als auch das allgemeine Wohlbefinden verbessern. Dieser Akupressurpunkt kann bei einer Vielzahl von Augenproblemen helfen, von allgemeiner Augenermüdung bis hin zu gestressten Augen. Durch die regelmäßige Anwendung der Akupressur an dieser Stelle können Sie Ihre Augen wiederbeleben und revitalisieren und ihnen ein erfrischtes und wacheres Aussehen verleihen. Darüber hinaus hat die Akupressur der Innenseite der Augen eine positive Wirkung auf Schlafstörungen und Kopfschmerzen. Die Stimulation dieses Punktes kann dazu beitragen, Spannungen abzubauen und eine entspannende Wirkung zu erzielen, die zu einem ruhigeren und erholsameren Schlaf führt. Darüber hinaus kann sie helfen, Kopfschmerzen zu lindern, indem sie den Energiefluss im Bereich der Augen und des Kopfes harmonisiert.

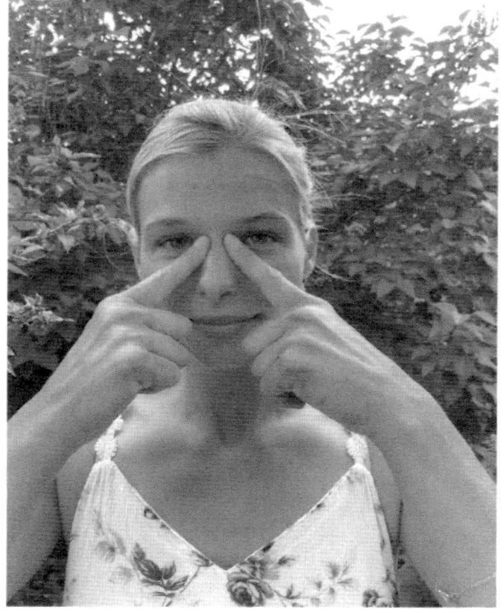

Ein weiterer Vorteil der Akupressur der Innenseite der Augen ist ihre Fähigkeit, die natürliche Reinigung des Lymphsystems zu unterstützen. Durch die Stimulation dieses Punktes können Sie dazu beitragen, Toxine aus dem Körper zu entfernen und Wasseransammlungen zu reduzieren, was wiederum helfen kann, Tränensäcke zu mildern. Die Anwendung der Gesichtsakupressur an der Innenseite der Augen ist einfach. Mit sauberen Händen und Gesicht drücken Sie sanft mit Ihrem Zeigefinger auf diesen Punkt. Halten Sie diesen Druck für etwa 20 bis 50 Sekunden aufrecht. Anschließend massieren Sie den Punkt im Uhrzeigersinn und dann gegen den Uhrzeigersinn, jeweils für etwa 20 Sekunden. Sie können diesen Prozess nach Bedarf wiederholen.

Die regelmäßige Anwendung ist ein einfacher und natürlicher Weg, um die Gesundheit der Augen und das allgemeine Wohlbefinden zu verbessern. Es kann dazu beitragen, Augenermüdung und Stress zu lindern, Schlafstörungen zu verbessern, Kopfschmerzen zu lindern und Tränensäcke zu reduzieren. Mit nur wenigen Minuten pro Tag kann es zu einem wertvollen Bestandteil Ihrer täglichen Wellness- und Schönheitsroutine werden.

Neben dem Nasenrücken (Wange)

Direkt neben dem Nasenrücken, an der Wange, befindet sich ein Akupressurpunkt, der oft übersehen wird, aber eine wichtige Rolle bei der Verbesserung der Atmungsprozesse und der Förderung der Hautgesundheit spielt. Dieser spezifische Punkt in der Gesichtsakupressur ist besonders nützlich für Menschen, die an einer verstopften Nase leiden oder empfindliche Nasennebenhöhlen haben. Durch sanften Druck und Massage dieser Stelle kann die Nasenatmung verbessert werden, was zu einer allgemeinen Verbesserung des Wohlbefindens führt. Darüber hinaus hat die Stimulation dieses Akupressurpunktes eine positive Auswirkung auf die Durchblutung der Wangen. Die verbesserte Durchblutung kann zu einem frischeren und strahlenderen Teint führen und die Hautgesundheit verbessern.

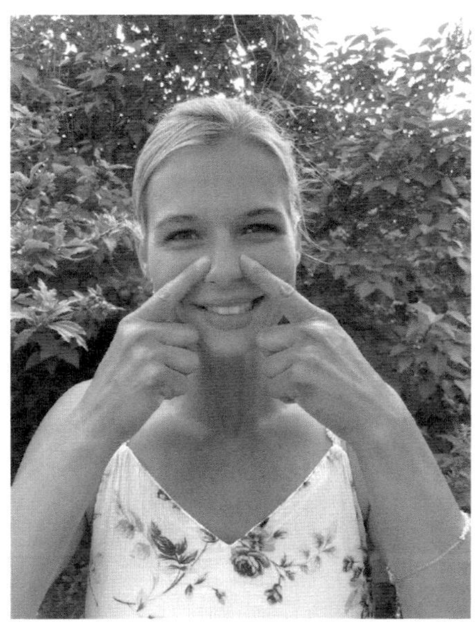

Die Anwendung der Gesichtsakupressur neben dem Nasenrücken ist unkompliziert. Mit sauberen Händen und Gesicht, drücken Sie sanft mit Ihrem Zeigefinger auf diesen Punkt. Halten Sie diesen Druck für etwa 20 bis 50 Sekunden aufrecht. Anschließend massieren Sie den Punkt im Uhrzeigersinn und dann gegen den Uhrzeigersinn, jeweils für etwa 20 Sekunden. Sie können diesen Prozess nach Bedarf wiederholen.

Die regelmäßige Anwendung der Akupressur an diesem Punkt kann eine Reihe von gesundheitlichen Vorteilen bringen. Es kann dazu beitragen, eine verstopfte Nase zu lindern, empfindliche Nasennebenhöhlen zu beruhigen und die Durchblutung der Wangen zu verbessern, was zu einem strahlenderen und gesünderen Aussehen führt.

Akupressur am Dicang Punkt (Ma 3) – Neben den Nasenlöchern

Unmittelbar neben den Nasenlöchern, versteckt an einem Ort, den man vielleicht übersehen würde, liegt der *Dicang Punkt (Ma 3)*, ein wichtiger Akupressurpunkt, der eine Fülle von Vorteilen für die Gesundheit und Schönheit bietet. Die Stimulation des Dicang Punktes kann dazu beitragen, die Spannung in den Augen zu lösen und so zur Linderung von Augenermüdung und -stress beitragen. Dies kann zu einer erfrischten und wacheren Ausstrahlung der Augen führen, was insgesamt zu einem strahlenderen und lebendigeren Aussehen beiträgt.

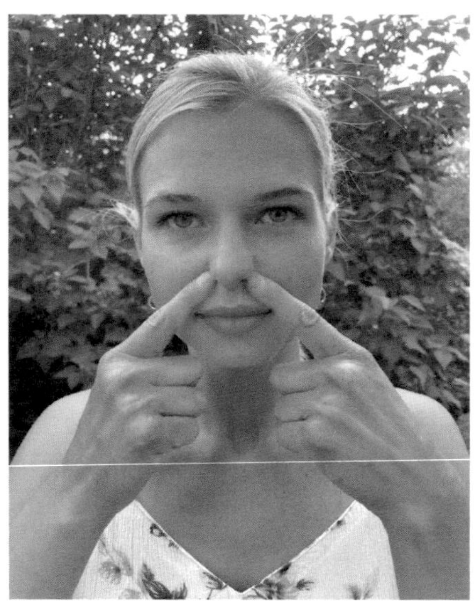

Zusätzlich kann die Akupressur an diesem Punkt helfen, Tränensäcke und dunkle Ringe unter den Augen zu reduzieren.

Durch die Verbesserung der Durchblutung und Lymphdrainage in diesem Bereich können Schwellungen und Verfärbungen gemildert werden. Ein weiterer bemerkenswerter Vorteil der Stimulation des Dicang Punktes ist die Fähigkeit, kleine Falten um den Mund zu reduzieren. Durch die Erhöhung der Durchblutung und die Stimulation der Kollagen- und Elastinproduktion kann die Akupressur dazu beitragen, die Haut zu straffen und Falten zu glätten. Darüber hinaus hat die Akupressur am Dicang Punkt auch gesundheitliche Vorteile, insbesondere bei Zahnschmerzen. Durch die Linderung von Schmerzen und Beschwerden im Bereich der Zähne und des Mundes kann diese Praxis einen erheblichen Beitrag zur Schmerzlinderung leisten.

Die Durchführung der Akupressur am Dicang Punkt ist unkompliziert. Mit sauberen Händen und Gesicht, drücken Sie sanft mit Ihrem Zeigefinger auf diesen Punkt. Halten Sie diesen Druck für etwa 20 bis 50 Sekunden aufrecht. Anschließend massieren Sie den Punkt im Uhrzeigersinn und dann gegen den Uhrzeigersinn, jeweils für etwa 20 Sekunden. Sie können diesen Prozess nach Bedarf wiederholen.

Fazit: Die regelmäßige Anwendung der Akupressur am Dicang Punkt kann eine Fülle von Vorteilen für Ihre Gesundheit und Schönheit bieten. Von der Linderung von Augenspannung und Tränensäcken über die Reduzierung von Falten bis hin zur Linderung von Zahnschmerzen – die Stimulation dieses Punktes kann einen wertvollen Beitrag zu Ihrem allgemeinen Wohlbefinden und Ihrer Schönheitsroutine leisten.

Akupressur am Jiache Punkt (Ma 6) – Mulde vor dem Kiefergelenk:

Durch die Akupressur des Jiache Punktes können Sie schlaffe und hängende Muskeln im Kinnbereich stärken. Durch die gezielte Stimulation dieses Punktes kann die Durchblutung und die Produktion von Kollagen und Elastin in der Haut angeregt werden, was zu einer strafferen und pralleren Haut führt. Dies kann insbesondere dazu beitragen, das Erscheinungsbild eines Doppelkinns zu mindern.

Hinweise für die Leser

Die hier dargestellten Inhalte dienen ausschließlich der neutralen Information und allgemeinen Weiterbildung. Sie stellen keine Empfehlung oder Bewerbung der beschriebenen oder erwähnten diagnostischen Methoden, Behandlungen oder Arzneimittel dar. Die Angaben und Empfehlungen erfolgen ohne Verpflichtung oder Garantie der Autoren. Sie und der Verlag übernehmen keine Verantwortung und Haftung für Personen-, Sach- und Vermögensschäden aus der Anwendung der hier erteilten Ratschläge. Dieses Buch hat nicht die Absicht und erweckt nicht den Anspruch, eine ärztliche Behandlung zu ersetzen. Ausdrücklich wird empfohlen, eine medizinische Diagnose vom Therapeuten einzuholen und eine entsprechende Therapiebegleitung durchzuführen. Einige der vorgestellten Maßnahmen weichen von der gängigen medizinischen Lehrmeinung ab und resultieren aus der Erfahrungsheilkunde. Es wird ausdrücklich darauf hingewiesen, dass mit diesem Buch keine erfüllbaren Hoffnungen erweckt werden, die eventuelle Heilerfolge erwarten lassen können. Die in diesem Buch zusammengestellten Adressen erheben keinen Anspruch auf Vollständigkeit. Sie wurden nach bestem Wissen und Gewissen erstellt. Die Angaben gelten vorbehaltlich jeglicher Änderungen. Lassen Sie sich vom Arzt oder Apotheker beraten, bevor Sie zu Vitaminpräparaten greifen. Nicht immer ist eine Nahrungsergänzung sinnvoll.

Bildverzeichnis

S.26, 52 © Gettyimages
S.127-136 © ersa Verlag UG